ノーマン・ローゼンタール
原田稔久 訳
推薦：
M・C・オズ（医学博士）
蓮村 誠（医学博士）

超越瞑想 癒しと変容

精神科医が驚いた効果と回復

さくら舎

推薦の言葉――心の弾力性を強める頼れる案内書

メフメット・C・オズ（医学博士）

私は本来が外科医であるから、途中はざっくりと切り落として結論を最初に述べさせていただこう。ローゼンタール博士の『超越瞑想《ちょうえつめいそう》　癒《いや》しと変容』はたいへん重要な本である。この本には、皆さんがそれについてもっと知っておくべきことが書かれている。しかも、それを書くのに最もふさわしい専門家がそれを書いている。

著者ローゼンタール博士は国際的に尊敬されている精神科医である。彼は二十年にわたり米国国立衛生研究所の上席研究員を務めており、特に季節性情動障害（ＳＡＤ）を最初に明らかにして光療法を開発した功績で知られている。では、本書がたいへん重要だという理由は何か？

ストレスは私たちをすり減らし、人生の喜びを涸《か》らし、無数の病気を煽《あお》りたて、徐々にまたは急激に命を奪う。消化器系の病気、不安、うつだけでなく、心臓血管系の病気、肥満、糖尿病《とうにょうびょう》なども、ストレスによって生じて悪化することが多い。

皆さんはこうした厳しい現実をご存じだろう。そして、おそらくは食事の改善や運動など、何らかのストレス緩和策《かんわさく》をすでに行っておられるだろう。しかし、食事や運動以上に、皆さんが行っていないかもしれないが、しかし、本当に行わなければならないことがある。それは、皆さん自身の心の弾性力を強めることだ。

心に本来備《そな》わっている柔軟な能力を開発して、現代の生活に広がる、ますます強まる圧力や負担に打ち勝たなくてはならない。ずばり言うならば、心の弾性力を強めるか、あるいは、ストレスとの闘いに負けてその結果に苦しむか、二つに一つなのだ。

ローゼンタール博士の『超越瞑想、癒しと変容』は、心の弾性力の重要性を鮮《あざ》やかに論じている。さらに、時の試練を経た簡単な瞑想テクニックによって私たち自身の「存在」の静かな中心にアクセスする必要性を、また、その結果として得られる前例のない、科学的に実証された、広範囲にわたる恩恵を、たいへん読みやすく興味深い仕方で説き明かしている。

ローゼンタール博士と彼の仕事を、私は十年以上にわたってよく知っている。彼が私の尊敬する同僚であることを、また、彼が心に関する助言を私に与えてくれる専門家集団の一人であることを、私は嬉《うれ》しく思っている。

私たち誰もが直面する困難な感情問題に取り組むローゼンタール博士の能力は、いつも私の感嘆の的《まと》である。彼の臨床的《りんしょうてき》技能と文学的技能は、本書においては、心身両面で幅広い人たちの助けになると期待される超越瞑想というテーマに向けられている。

私は心臓血管系の外科医として、「静かな殺し屋」と呼ばれている高血圧が超越瞑想によって改善することを知っている。本書の中で簡潔ではあるがエレガントに紹介された多く研究から、この高血圧の改善は単に統計的に有意であるだけでなく、臨床的にも有意であることがわかる。心臓病のリスクを抱えた人たちの死亡率が超越瞑想によって大幅に減少するのは、高血圧の改善の反映であろう。しかし、本書は超越瞑想の身体への恩恵をはるかに超えたところへと私たちを案内していく。そして、超越瞑想は不安、うつ、注意欠陥障害、依存症、PTSD（心的外傷後ストレス障害）など、幅広い範囲の感情障害をもつ人たちの助けになりうるという、説得力のある議論が展開される。

この病気のリストは誇張《こちょう》であるかのように聞こえる。しかし、ローゼンタール博士は、感情の変容の魅力的な物語と、それを裏づける印象的な研究と論理的な説明によって、超越瞑想の多様な恩恵が決して誇張ではないことを巧《たく》みに立証する。

本書の中には、都市の暴力的な環境にある学校や刑務所の中での超越瞑想の潜在的な価値に関する章がある。これらの章は魅力的な読み物としても楽しめるが、そうした困難な環境の中で前へ進もうとしている人たちにとっては本物の希望を提供するに違いない。

私の大好きな章の一つでは、最も成功した人たちでさえも超越瞑想によって人生がいっそう充実した豊かなものになることが示される。最後の章では、超越瞑想には私たち自身の内側と外側の世界の調和のレベルを高める可能性があることが説明される。

ローゼンタール博士は、権威と正確さの中に小説のような興味深い話を織り交ぜることができる類《たぐい》まれな専門家の一人である。本書の中で、彼は私たちすべてに啓発と娯楽とおそらくは変容さえももたらす贈り物をしてくれた。

本書は、瞑想の内側に英知を探し求める人たちの「頼れる案内書」となるであろう。

＊メフメット・C・オズ博士はエミー賞を獲得した「ドクター・オズ・ショー」の司会者であり、ニューヨーク・プレスビテリアン病院コロンビア大学医療センター外科副部長兼教授である。

推薦の言葉──自分への生涯最高のギフト

蓮村《はすむら》 誠《まこと》（医学博士）

おそらく、ほとんどの人は自分が多くの時間を使って頑張って生きていることや、その結果ストレスをためていることに気がついていないように思えます。なぜなら、そうしたストレスが原因で、心身に不調をきたし、心と身体のさまざまな病気になっている人びとを、日々数多く目にするからです。

そのような現状に接するにつけ、本書が日本で翻訳出版されることの意味は大きいと感じています。

私は現在、マハリシ・アーユルヴェーダ（インドの伝承医学・アーユルヴェーダをマハリシ・マヘーシュ・ヨーギーが中心となって古代の文献をもとに現代の神経科学、量子物理学によって検証して復活）という自然医学に基づくクリニックで診療をしています。

私は日々ストレスを抱える患者さんに、処方の一環として超越瞑想《ちょうえつめいそう》を勧めています。

マハリシ・アーユルヴェーダは、生命の範囲を四つの分野に大別し、それぞれに対して、とてもユニークなアプローチを行っていきます。

その四つとは、①意識　②心と身体　③行動　④環境です。この四つは、生命の全体を表すものであり、そして①の意識はその本質であるとマハリシ・アーユルヴェーダでは考えています。

超越瞑想は、生命の本質である意識へのアプローチの中心として位置づけられており、心と身体のストレスを取り除き、行動の質の改善や向上、さらに環境に対して肯定的な影響を与える手段として処方されているのです（環境へのアプローチは第十一章にあります）。

著者であるローゼンタール博士は、精神科医としての豊富な経験をもとに、超越瞑想の価値や有効性について、自らの体験に基づく主観的な意見を交えながら、科学者として客観的にそれを示しています。

瞑想という個人の内面において行われる主観的なテクニックの効果を、数多くの症例を紹介しながら、論理的かつ具体的に私たちに紹介し、それが心と身体の健康にいかに有効であり、さらにそれが行動を変容させ、最終的には環境にまでそれが及ぶことを見事に見せてくれています。

私自身、超越瞑想を二十年以上続けています。当時の私は、大学の研究室に勤務しており、毎日深夜に帰宅するストレスに満ちた日々を送っていました。いまから思えば、つねに何かに追われる焦燥感《しょうそうかん》と虚無感、何かと闘っている感じとイライラを募《つの》らせていました。どんなに頑張っていても、食事や遊びで楽しいはずの時間でも、私は自分の内面が本当に満たされたり、落ち着きを感じることができず、それでも外に自分の求める何かを探して懸命に生きていたのです。

そのようなときに超越瞑想に出会い、習う機会をもてたことは、間違いなく自分への生涯最高のギフトであったと思います。

超越瞑想をはじめてから、心が満たされ、焦《あせ》りやイライラが減少し、過度な食欲や肩こりが消えるまでにそう時間はかかりませんでした。そして、半年後には休職し、マハリシ・アーユルヴェーダの医師養成コースに参加し、その深遠で喜びに満ちた知識を学び、その数ヵ月後に勤めを退職してクリニックを開設したのです。

私は、この二十年間、人びとの健康と向きあってきました。

心と身体が健康であると、人の行動はより有意義なものとなり、人生において成すべきことをして願望を満たし、幸福になっていくことができます。そして、そのような人は環境に対しても有益な影響をもたらし、私たちの社会をより豊かなものにしていけるのです。

心と身体、行動、そして環境は、すべてつながっています。そして、その本質が意識であることを、著者は本書で示しているのです。

いま何かのトラブルに巻きこまれて苦しんでいる人、健康を害し回復を望んでいる人、ビジネスを成功させたいと考えている人、自身の成長を望んでいる人、そして人生を豊かなものにしたいと願う人は、そのすべての源である意識へのアプローチ、すなわち超越瞑想の実習をお勧めします。

それは、人種や性別を超え、信念や宗教を超えた、とてもシンプルな一つの技術であり、それを通して私たちはいま挙げた願望を叶《かな》えていくことが、とても自然なことであるという体験をしていくでしょう。

◆目次

第三部　変容——超越瞑想の心理的効果

第四章　不安や怒りが消えていく

第五章　多動性の人が別人に

第十章　自己実現、ベストの自分になる

第四部　調和——心、体、人間関係、社会におよぼす効果

超越瞑想　癒しと変容

——精神科医が驚いた効果と回復

TRANSCENDENCE

by Norman E. Rosenthal, M. D.

This edition published by arrangement with Jeremy P. Tarcher,

a member of Penguin Group (USA) Inc.

through Tuttle-Mori Agency, Inc., Tokyo

第一部

超越

——驚きに満ちた意識

序章　人生を改善できる心の技術

私たちはけっして探求をやめないだろう。
そして、私たちはどの探求の終わりにも、
最初の出発点にたどり着いて、
はじめてその場所を知るのだ。

——T・S・エリオット

私は三十五年ぶりに超越瞑想に戻った

探求の旅。それは誰かとの関係、どこかへの旅、または何かの研究であるかもしれないが、ある探求の旅に出かけた後で、しばらくの間、その旅を忘れてしまう。そして、出発点に戻ってきたときには、その経験が最初とはすっかり異なっている。そんなことが、あなたには何度あるだろうか？

ギリシアの哲学者ヘラクレイトスは、「同じ川に二度と足を踏み入れることはできない」と言った。なぜなら、二度目にはあなたはすでに変わってしまっており、したがって、その経験も異なるからである。私と超越瞑想《ちょうえつめいそう》（Transcendental Meditation　ＴＭ）との関係も、まさにそのようであった。

はじめて超越瞑想のことを聞いたのは、一九七〇年代の前半だった。私は南アフリカ共和国、ヨハネスブルグの医学生だった。当時の南アフリカは人種隔離政策の下にあったが、若者たちの間には自由への変化の兆《きざ》しがうごめいていて、どんなことでも可能なように思われた。

ビートルズはインドへ行って、マハリシ・マヘーシュ・ヨーギーから超越瞑想を学んだ。マハリシは、この瞑想を現代の世界にもたらした聖人である。私にとっては、ロックミュージカル「ヘアー」の「インドに行ってヨーギーの光を見た」という言葉が、エキゾチックな英知の探求を表現しているように思われた。

「超越」とは何だろうか？「ヨーギーの光」とは何だろうか？　どうしたらインドに行かないでそれを見つけられるだろうか？（当時、私にはお金も伝手《つて》もなかったので、インド行きは現実的ではなかったのだ）私は、通常の意識に替わる新しいタイプの意識の可能性に引かれた。ドラッグをまったく使わないで得られる、全人類だけでなく全宇宙までも包みこむ意識とは、いったいどんなものだろうか？

幸い、超越瞑想はアフリカの岸辺にもすでに到達していた。私は友人の医学生と二人で、ＴＭ研修センターを兼ねた郊外の小さな家に向かった。そして、そこでこの瞑想はまったく宗教的なものではないと知って安心した。超越瞑想は、どんな宗教の人でも、あるいは無宗教の人でも利用できる、単なる心の技術である。

その技術は何千年も前から伝わる伝統的なもので、マハリシはそれをヒマラヤで彼の師から学んだ。彼はその技術を宗教的な背景から切り離し、純化して、そのエッセンスだけを取り出した。そして、それがさまざまな状況の中で生きている、さまざまな信条の人たちの役に立つと考えたのだった。

私と友人は、教師からそれぞれのマントラをもらった。その後、数日にわたって、静かに座って楽にマントラを思う方法を教えてもらった。私たちは一日に二回、二十分ずつ瞑想することになった。瞑想中はとても気持ちよかったが、その効果は持続しなかった。当時を振り返ってみると、それは当然だった。たまにしか瞑想しなかったからだ。

医学生の生活は忙しかったので、瞑想は私の優先リストの中で次第に順位が下がっていって、やがて完全に抜け落ちてしまった。瞑想の代わりに研究、解剖、検死が、そして最後には医学学習の中でいちばんやりがいがある患者の診察が、リストの上位を占めるようになった。それに、新しい人づきあいも増えた。一日のスケジュールの中に、瞑想のための時間は残っていないように思えた。

私はいつも、人間の脳の驚くべき神秘に好奇心を刺激された。精神科医になったのはそのためだ。一九七六年にアメリカに移住し、コロンビア大学プレスビテリアン病院の精神科レジデント（研修医）として出発した。一九七九年には、メリーランド州ベセスダにある国立精神衛生研究所（NIMH　訳注：国立衛生研究所の中の一つ）に移って研究員になり、精神科の診療に従事することになった。

幸運なことに、私はそこでハーブ・カーンに出会った。彼は、気分が季節によってひどく変わる患者だった。夏の間は幸福で創造的な科学者でいられたが、冬になって日が短くなると決まって気分が落ちこむのだ。

彼は、自分の気分の季節変化は昼の長さの季節変化と関係しているかもしれないと考えた。彼はうつ状態のときにＮＩＭＨを訪れて、人工の光を使って昼の長さを長くするという私たちの治療法を受けた最初の患者になった。そして、治療を始めて三日もたたないうちに、うつ状態から脱したのだ。

昼の長さによって気分の季節的な変化が起こるという考えは重要だと、私は感じた。なぜなら、私自身が、南アフリカから北アメリカへ引っ越してきたときに、ハーブとよく似た変化を体験していたからだ。

私は同僚と数年かけて、季節性情動障害（ＳＡＤ）と名づけた病気がどんなものかを調査して、明るい光を当てるという奇抜な治療法を開発した。私はこの発見の話を『季節性うつ病（*Winter Blues*）』という本に書いた（注1）。

季節性情動障害の光療法は、いまではアメリカ合衆国やヨーロッパのような地球の暗い地方ならどこでもごく普通に処方されている。しかし、私が研究を始めた頃には、多くの同僚たちに奇妙な考え方だと思われた。ばかばかしいとあざ笑う人たちさえいた。

私は多くのからかいに耐えなければならなかった。しかし、いまでもたいへん感謝しているのだが、ＮＩＭＨの先輩たちはこの風変わりな考えをもった新米研究員を応援してくれたのだった。

そうした初期の研究から、私はいくつかの重要な教訓を得た。患者の話に注意深く耳を傾けること。新しい意見に心を開くこと。たとえ前人未踏の道に踏み出すことになろうとも、自分の直感に従うこと。光や闇といった一見して何でもないようなことの重要性をけっして無視しないこと。

これらの教訓は本書にも無関係ではない。なぜなら、私が三十五年ぶりに超越瞑想に戻ってきたのは、そして、かつての私の一時的な熱狂にすぎなかった瞑想がいまではまったく異なるものとして見えてきたのは、他でもない、これらの教訓のおかげだからだ。

超越瞑想には人々の人生を変容させる力があると、私はようやく気づいた。私は「変容」という言葉をここでは「人が以前とはまったく異なる人になる」という意味で使っている。

よい効果が現れるまで

こうしたことにはじめて気づいたのは、数年前にポールの治療を始めたときだった。彼は意欲的な若い作家兼映画制作者だったが、重度の双極性障害《そうきょくせいしょうがい》（躁《そう》状態とうつ状態を繰り返す精神疾患）を患《わずら》っていた。

私と同様に、ポールは超越瞑想を習ったが、しばらくしてやめてしまった。その数年後に、彼は病気に襲われた。二十代前半であった。最初の躁状態について、彼はこう述べている。「それは地獄を巡《めぐ》る五年間のジェットコースターの始まりでした。二回目の躁状態の後には、留置場の中にいました。それから精神病院へ移送されて、たくさん薬を飲まされました。そのために、体重が一八キロも増えて、心の中から感情がすっかり消えてしまいました。その後に、ひどいうつ状態がやって来て、何も楽しめなくなり、自殺したいという気持ちだけが残りました」
　その当時、ポールは薬物治療に加えて、厳しい健康生活プログラムにも参加していたが、次のように感じていた。

　うつ病の終わりから二年間は安定していました。でも、いろいろな努力をしたのですが、まだ幸福にはなれませんでした。本当に不幸だったのではありませんが、笑うことも、いい気分になることも、感動することも、ほとんどありませんでした。
　ただ生きているだけ、顔を水面に出してなんとか息をしているだけ、といった状態でした。けっして幸せにはなれないだろうと諦《あきら》めていました。

　ポールはふたたび超越瞑想を始めたが、規則的ではなかった。しかし、それは次のような体験を契機に変化した。

　ドキュメンタリー映画の制作に取り組んでいる間に、大柄な瞑想者に出会いました。あるとき、話題がたまたま躁うつ病のことになり、その人が以前には重い症状の持ち主だったことがわかりました。でも、この二十年間の九〇パーセントの時間は本当に幸福に過ごしていると、彼は言いました。
　私は驚きましたが、彼の言うことを信じました。嘘《うそ》ではないと、目や顔の表情からわかったからです。私が規則的に超越瞑想をしようと決心したのは、そのときでした。もちろん抜かしてしまうこともあるだろうが、とにかく規則的に瞑想しようと決心したのです。

それ以来、状況は次第によくなりはじめ、よい効果がはっきりと現れはじめるまでには数ヵ月かかりました。それからは、時とともに徐々にその効果が強く深くなってきました。

規則的に超越瞑想をするようになってから四年になりますが、いまがいちばん快調です。サンフランシスコであの日に会った人のように、ただ普通に幸福なだけでなく、九〇パーセントの時間、本当に幸福なのです。

自分もかつては超越瞑想をしていたがいつの間にかやめてしまったとポールに言うと、彼は「もう一度始めるといいですよ、ローゼンタール博士。きっとわかりますよ。やるとやらないとでは大違いです」と言った。彼はこのような提案を何度もしてくれた。

私はそのたびにうなずきながら彼の言葉を聴《き》いたのだが、内心では、すでに過密なスケジュールの中に毎日二回の瞑想を入れるのはむずかしいと考えていた。それでもそれを実行に移したのは、たぶん、彼が熱心に繰り返し勧めてくれたからだろう。

ストレスを取り除くだけでなく

私が経験豊富なＴＭ教師ボブ・ロスに会ったのはその頃だった。彼は私の瞑想をチェックして、正しい方法に修正してくれた。私は一日二回という指示を忠実に守った。そして、その報酬《ほうしゅう》として、心を落ち着けるための、そして現代のストレスがしばしば引き起こす闘争逃走反応を静めるための、超越瞑想という貴重なツールを習得したのだった。

しかし、超越瞑想の効果は、単なる症状の修正にとどまらない。数年して、私はこの瞑想のおかげで心の内側のある場所に入ることができるようになった。その場所は、「超越」という言葉以外の言葉ではうまく表すことができない。それは至福に満ちた状態であり、落ち着き、平和、受容といった要素を含んでいるが、同時に、現在と将来の両方に対する高揚感や新しい可能性の感覚をも含んでいる。

私は、自分が四六時中このように感じていると言っているのではない。そのような状態にはほど遠いのであるが、しかし、自分自身と自分の環境に対していまほど幸福で平和に感じているときは過去にはなかった。

私は、規則的に瞑想をするようになってから現在までの数年間に、たくさんの同僚や患者に超越瞑想を勧めてきたが、彼らの多くが素晴らしい結果を報告してくれた。私は本書の中にそれらの報告を紹介した。

超越瞑想に関しては、これまでに多くの臨床《りんしょう》研究がなされてきた。たとえば、人々がこの瞑想を行うと血圧が下がることがわかった。プロラクチンという心を静めるホルモンの血中濃度が高くなり、脳波のパターンがより大きな同調を示す。これらは健全な精神機能に関係している。超越瞑想によって寿命が延びる、あるいは、入院件数や診察件数が減って医療費が抑えられるという新しい研究もある。

心身ともに健康な人たちにとっても、超越瞑想は役に立つ。この瞑想によって、「正常な」人たちもそれぞれの潜在力を十分に発揮して、互いにより大きな調和の中で生きられるようになるからだ。

これらの研究は、いまでは実用的な段階に入っている。すでに、超越瞑想はさまざまなストレスを受けている人たちを助けようとする新しい意欲的な福祉プログラムに取り入れられている。大都市の暴力的な環境の中で懸命に生きようとしている子供たち、ＰＴＳＤ（心的外傷後ストレス障害）を抱えた退役軍人たち、社会に復帰しようとしている受刑者たち、糖尿病《とうにょうびょう》などの病気と闘っているアメリカ先住民たち。この古代からの瞑想法には、本書に紹介した以外にも、まだ利用されていない多くの潜在力がある。

この瞑想法は、ストレスを取り除き、万人の中にある可能性を最大化する。もし、超越瞑想が一つの薬だったとしたら、それは数多くの効果があるが副作用はほとんどない薬ということになる。それは、たいへんな価値をもつ薬に違いない。

私は、この瞑想を感情障害の独立した治療法として提案しているのではない。標準的な効果的治療法がすでに存在している場合は、なおさらのことだ。脳や心の障害ということになると、一つの治療法だけで治療することはむずかしい。さまざまな治療法を試みた後でようやく正しい治療法の組み合わせが見つかる、ということが多い。

私は、特に従来の方法では満足な結果が得られないような場合には、超越瞑想をその組み合わせの一部にすることを提案する。本書の中には、そうしたカテゴリーの中に入る多くの人たちを紹介した。これらの人たちは、他では見つけられなかった追加の援助をこの瞑想から得ることができた。数は少ないが、超越瞑想だけで問題が解決したという人たちもいる。たとえば、第六章の「抗うつ剤をやめて大学に復学」で紹介する医師がそのよい例である。彼の医学校時代のうつ病は、従来の治療法では効果が得られなかったが、その後始めた超越瞑想からは効果が得られたのであった。

「超越」の旅が始まる

本書では、超越瞑想という大きなテーマを「超越」「癒し」「変容」「調和」という四つの部分に分けて論じる。それぞれの部分では、順に次のような問題を探求していく。

第一部　超越と呼ばれる興味深い、驚きに満ちた意識
第二部　科学的研究によって確認された超越瞑想の生理的効果
第三部　人生が変容した人たちの体験談や科学的研究に見られる超越瞑想の心理的効果
第四部　心、体、人間関係、社会といったさまざまなレベルに調和を増す超越瞑想の効果

私は精神科医であるから、心身の不調に悩んでいる人々が超越瞑想から得る効果に最も興味がある。しかし、この瞑想の効果はそうした範囲にとどまらない。

私は患者や友人たちから、日常の平凡さを超えたいという話をよく聞く。人は誰でも何らかの

日常の生活に憧《あこが》れをもっている。その人たちの人生のどこかが間違っているからではない。ただ、日常の生活よりももっと多くの何かを、もっと大きな何かを、必要としているからだ。そして、この必要性は、自分自身の中に深く潜《もぐ》っていって内側の意識の海を発見することによって、はじめて満たされるものだ。

私はこの探求の間に、さまざまな人生を生きている人たちと話し合った。誰もが、超越の旅をして、その過程で変容を遂げた人たちであった。大都市の犯罪多発地区にある学校の生徒たち、PTSDの退役軍人、依存症の人たち、元受刑者たち、感情障害の患者たち。こうした人たちと話してみて、超越瞑想が彼らの人生に与えた影響の大きさに感銘を受けた。

また、成功しているアーティスト、映画スター、映画監督、科学者、会社の経営者たちの話も聞いた。やはり、彼らの人生もこの瞑想から大きな影響を受けていた。私が必然的に到達した結論はこうだ。「このテクニックは広範囲の人々の生活を改善できる」

読者の中には、私の話は誇張《こちょう》ではないか、そんな簡単な瞑想法でそんな大きな効果があるとは信じがたい、と思われる方もいらっしゃるだろう。もっともな疑問だ。私自身も、このような結論に至るまでには相当の時間がかかった。しかし、長い人生には本当に驚くようなことが起こることもある。私にとっては、超越瞑想との出会いがそのような出来事の一つだ。

私はデータを調べた。文献と患者と自分自身を調べた。そして、ここではかなり特別なことが起こっているとの結論に達した。皆さんはどうお考えになるだろうか？　本書に紹介した人々の物語や私の結論の背後にあるさまざまな研究を読んで、自ら判断していただきたい。

第一章　瞑想中、心と体に何が起きるのか

脳は空よりも広い
なぜなら、二つを並べたら
脳は空を取りこんでしまうから
らくらくと、あなたまでも
脳は海よりも深い
なぜなら、二つの青を重ねたら
脳は海を吸い取ってしまうから
スポンジがバケツの水を吸うように

——エミリー・ディキンソン

心という宇宙の探検

脳は空よりも広く海よりも深いというこの詩を読むと、私にはこんな想いが浮かんでくる——心の中には未知の広大な領域が隠れていて、私たちはそのうちのほんの一部分だけを使っているのではないか。私たちが瞑想《めいそう》をするときには、ちょうど宇宙飛行士や潜水夫のように、この広大

な領域の中に飛びこんでいく。瞑想とは、未知であると同時に慣れ親しんでもいる、この心という宇宙の探検なのだ。

瞑想にはさまざまなものがある。呼吸に集中する瞑想。一つのイメージや音に集中する瞑想。歩行など体の動きを伴う瞑想。この本では次の理由から超越瞑想（ＴＭ）のみを扱うことにする。

第一に、超越瞑想は私自身が実践して素晴らしい結果が得られた方法であるから。第二に、患者、友人、同僚の人生に超越瞑想の優《すぐ》れた効果を多く見てきたから。第三に、超越瞑想は習って実践するのが簡単であるから。最後に、生理的、心理的効果に関して驚くほど多くの調査がなされているから。

私が数えたところでは、超越瞑想に関しては三四〇の査読を受けた論文が発表されている（注2）。しかも、その多くは権威ある学術誌に掲載されている。科学論文の発表には馴染《なじ》みがない人たちのために簡単に説明しよう。

「査読を受けた」とは、「その論文がその分野の権威ある独立した研究者たちの審査を受けた」ということを意味する。ある論文が審査に合格した場合でも、審査員たちはいくつかの変更を提案することが多い。そして、これらの提案に従って変更がなされた後に、ようやくその論文が発表できることになる。論文発表の過程にはこのような膨大《ぼうだい》な作業が投入されているのだ。

私はここで瞑想法の優劣を論じるつもりはまったくない。どの瞑想法にもそれなりのよさがあり、それを支持している人たちがいる。しかし、知っておくべき重要なことがある。それは、瞑想にはさまざまな方法があるということだ。

瞑想の専門家であるフレッド・トラヴィスとジョナサン・シアーは、さまざまな瞑想法を三つの基本カテゴリーに分類した。すなわち、集中法、オープンモニタリング法、自動的自己超越法である。それぞれのカテゴリーの瞑想で行うことは異なっており、その違いは脳波パターンの変化にも明確に現れる（注3）。

集中法を行う瞑想者は、心の眼を何か特定の対象に固定する。たとえば、ある一つのイメージ（花の絵など）を見つめ続けたり、ある深い感情（他者に対する慈愛《じあい》など）を想い続けたりする。他の想念が侵入してきた場合には、注意を元の焦点に引き戻す。

仏教タイプのマインドフルネス瞑想は、オープンモニタリング法に含まれる。瞑想者は、呼吸や心に浮かんでくる想念や感情などを、それらに反応することなく冷静に観察することを練習する。内側で起こるさまざまな変化に対する気づきを拡大するためである。

超越瞑想は、トラヴィスとシアーが「自動的自己超越」と呼んだ三番目のカテゴリーに属する。このような名前で呼んだのは、マントラを楽に思っていると、自然にマントラを超えて別の意識状態に入っていくからである。

異なるタイプの瞑想は、異なるタイプの脳波パターンを生み出す。だから、それぞれの瞑想法が脳と瞑想者にそれぞれユニークな効果を与えるのは当然である。たとえば、チベット仏教の伝統的な慈悲《じひ》の瞑想では、感情制御《せいぎょ》のために重要な働きをする脳の部位が活性化する。

こうした変化は瞑想の初心者よりも熟練者に顕著《けんちょ》であり、瞑想者が瞑想していないときにも次第に安定した感情制御ができるようになることを示唆《しさ》している。

一方、マインドフルネス瞑想では、脳の感情部位だけでなく、意思決定などの実行機能を司《つかさど》る前頭部の神経も活性化する。こうした変化によって、瞑想者の注意力が増大すると期待できる。

しかし、超越瞑想の場合にはもっと全体的な効果がある。たとえば、すぐ後に述べるような特徴的な脳波パターンが、多くの異なる部位で見られる。この変化は、超越瞑想中だけでなく超越瞑想が終わった後にも継続する。このことから、超越瞑想者は瞑想をしていないときにも広い視野を保ち、いま行っている活動に完全に心を占領されないようになると期待できる（注4）。

それぞれのタイプの瞑想は、どれを取っても興味深い研究対象となるだろう。しかし、この本では超越瞑想のことだけを論じることにする。この瞑想については、すべてのページを使っても語り尽くせないほどの話があるからである。

「七つのステップ」

超越瞑想の仕方そのものは、教師から個別に指導を受けて習うことになっている。教師は長期の瞑想者であり、はじめての人に瞑想の仕方を指導してフォローアップするだけでなく、一人一人の生徒に合わせて教えられるように訓練されている。

超越瞑想は「七つのステップ」を通して学ぶ。最初に二回の講義を聴《き》き、それから教師と個別に面談する。次に、瞑想の個別指導を受ける。さらに、それに続く三日間にそれぞれ九十分ほどの三回のミーティングに参加する。

このようにして超越瞑想を始めた人は、最初の一ヵ月は毎週一回、その後は毎月一回のフォローアップ・ミーティングに参加して教師の指導を受けるのが理想的である。「チェッキング」と呼ばれるこうしたミーティングに参加すれば、生徒たちは質問をして疑問を晴らし、自分の瞑想がうまくいっているかを確かめて、瞑想から最大の効果を引き出せるようになる。

教習の期間中に、生徒はマントラと呼ばれる意味のない言葉をもらって、その使い方を教えてもらう。教師は一定の基準に基づいて、複数のマントラの中からそれぞれの生徒に合った一つのマントラを選ぶ。何世紀にもわたる経験から、マントラは心を静めて「超越」に導く特別な音であることが知られている。

超越瞑想で使われるマントラは古代インドのヴェーダ（訳注：完全な知識）の伝統に由来する。この瞑想のマントラについてもう一つ重要なことは、その音が何も特別な意味をもっていないということだ。

もし、あなたのマントラが「アップルパイ」だとしたら、瞑想を始めるたびに唾液《だえき》が出てくるかもしれない。そのような言葉が超越の体験を促《うなが》すことはほとんど期待できない。

生徒は自分のマントラを他人に明かさないようにと、教師から指示される。私の友人ボブ・ロスは、何千人もの人たちに超越瞑想を教えてきたベテラン教師である。その彼の話によると、生徒たちが自分のマントラを明かして他人のマントラと比べたりすると、混乱や約束を破ったという気まずさが生じて瞑想が楽にできなくなってしまうという。

私が出会った瞑想者のほとんどは、自分のマントラのプライバシーを尊重している。ビートルズのメンバーだったリンゴ・スターはマントラに関するあるエピソードをデヴィッド・リンチ監督（訳注：「ブルーベルベット」「ツイン・ピークス」などで知られるアメリカの映画監督）に語ったことがある。これは、何年も前の彼自身とジョージ・ハリスンについての話である。

（マハリシが最初に超越瞑想を教えてくれたときのことは）いまでもよく覚えています。一個のリンゴと一枚の白いハンカチをもっていくと、マハリシはマントラを教えてくれました。私のマントラをね。そして、自分のマントラを誰にも言わないと約束したんです。その後で、私はジョージと部屋の中で、お互いに自分のマントラをほのめかすようなことを言い合いました。

どうしようもありませんね。二人とも当時は二十代でしたから。本当に際どいところまでいきましたが、絶対にそれを言ったりはしませんでした。でも、本当に際どいところまでいったときに、いやな気分になりました。自分はこの約束を破ろうとしていると、気づいたからです。

そんなわけで、私はいまでも自分のマントラを誰かに明かすなどという考えは決して抱かないようにしています。仮に誰かに話すとしても、「僕のマントラは『ミルクボトル』だよ」とか言ってごまかすでしょうね。

次に、超越瞑想とはどのようなものかを述べよう。しかし、私の話はＴＭ教師の話の代用にはならない。超越瞑想を習うのはヨガや武道やピアノを習うのと同じで、本を読むだけでは十分ではない。教師から直接学ぶことが必要だ。私の経験から言うと、瞑想を習ってその効果を得るためには、教師と継続的な接触を保つことがとても重要だ。

超越瞑想から十分な効果を得るためには、二十分の瞑想を一日に二回行うことが奨励されている。瞑想にふさわしい時間帯は、朝は目覚めた後、午後は夕食の前である。しかし、それが無理なときは、時間をずらしてもよい。

心の雑音が静まる

超越瞑想の体験に「典型的」と言えるようなものはないが、深い安らぎ、内側の平和、ときどき体験するとても楽しい意識の転換といったことは、多くの人に共通しているようだ。瞑想を始めるときには、静かな部屋で快適なイスに座る。電話がならないようにし、明かりを落として、内側への旅の準備をする。それが理想的だ。しかし、実際にはどんなところでも瞑想できる。

四十年間超越瞑想を続けているボブ・ロスは、たとえば飛行機の中やタクシーの後部座席で素晴らしい瞑想をしたことが何度もある。学生時代にアイスクリーム店でアルバイトをしていたときには、掃除道具が置いてある部屋にこっそり入って瞑想をしていたという。

目を閉じてから、楽にマントラを使う。そうすると、心が静寂の中に落ち着いていく。努力はしない。集中する必要はない。心をコントロールする必要もない。

日々の生活の中では、心はとても忙しい。計画や記憶やその日の出来事を思って、たえず動き回っている。心は、しばしば理由もなく雑多なガラクタを放り投げてくる。そのような心の雑音は、瞑想を続けていくと次第に静まっていき、やがて静寂が訪れる。

超越の経験（「私は時空を超えた」という感じ）が瞑想中のどの時点でやって来るかは、まったく予想できない。超越したときには、何も考えていない。それは焦点のない拡大した至福の経験だ。それは数秒続くかもしれない。あるいは数分かもしれない。

それがやって来て去っていく様は不思議というより他ない。超越の経験を無理強《じ》いすることはできない。それは努力のない無心な超越瞑想を通して自然にやって来る贈り物のようなものだ。

脳波が大幅に変化

人が超越に達するときには、体と脳に予測可能な変化が起こる。アイオワ州フェアフィールドにあるマハリシ経営大学の脳・意識・認知センター所長フレッド・トラヴィスは、それについて入念な研究を続けてきた。二十年にわたる彼の研究によって、たとえば、超越には独特の呼吸の仕方が伴うことが明らかになった。

超越瞑想者が超越を経験するときには、呼吸が非常にゆっくりになって止まりそうになる。それを観察している研究者は、心配のあまり被験者の体を揺さぶりたくなるほどだ。幸いなことに、被験者は間もなくゆっくりした長い呼吸に戻る。そして、また呼吸が止まりそうになる。

超越中には脳波が大幅に変化することも、超越瞑想者を対象にした実験から明らかになっている。脳波とは、主に大脳皮質と呼ばれる大脳の表層で生じる電気的活動のパターンである。研究者たちは、脳波を測定するために、頭皮の特定の位置に電極をつける。その電極が感じ取った脳の活動をグラフ化したものが、ＥＥＧ（脳波図）である。

図１はＥＥＧの例である。左側の図はアルファ波を示している。これは毎秒八〜一二サイクルという低い周波数の波で、目を閉じてくつろいでいるときなどに生じる。右側はベータ波である。これは毎秒一三サイクル以上の波で、心が鋭敏で集中した状態を反映している。アルファ波は、日常の生活でも散発的に発生するが、瞑想中にはその数が著《いちじる》しく増える。

さらにいっそう興味深いのは、超越瞑想によって脳波の同調が増大することである。脳波の同調は、神経科学者の間で関心が高まっている分野である。脳のどの部位からも、さまざまな周波数の脳波が発生している。

図２の左側に示したように、脳の異なる部位からとったある周波数の脳波が互いに足並みを揃えて振動していれば、これらの脳波は同調していると言われる。それと比べると、右側の波は同調を欠いている。つまり、波の足並みが揃っていない。

一般的に、脳波の同調は好ましいことである。それは高いレベルの知能と関係しているとされている。普通の脳には文字通り何百億もの神経細胞があって、それらが何兆ものシナプスで繫《つな》がっていることを考えると、もっともなこととうなずけるだろう。一連の思考の流れをつくり出したり行動を遂行したりするためには、ちょうど戦場の兵士が全体としてまとまって前進するように、細胞の全部が一つのユニットとして機能しなければならない。

超越瞑想を始めたばかりの人でも、数週間あるいは数日間で脳波が変化する。そして、二ヵ月

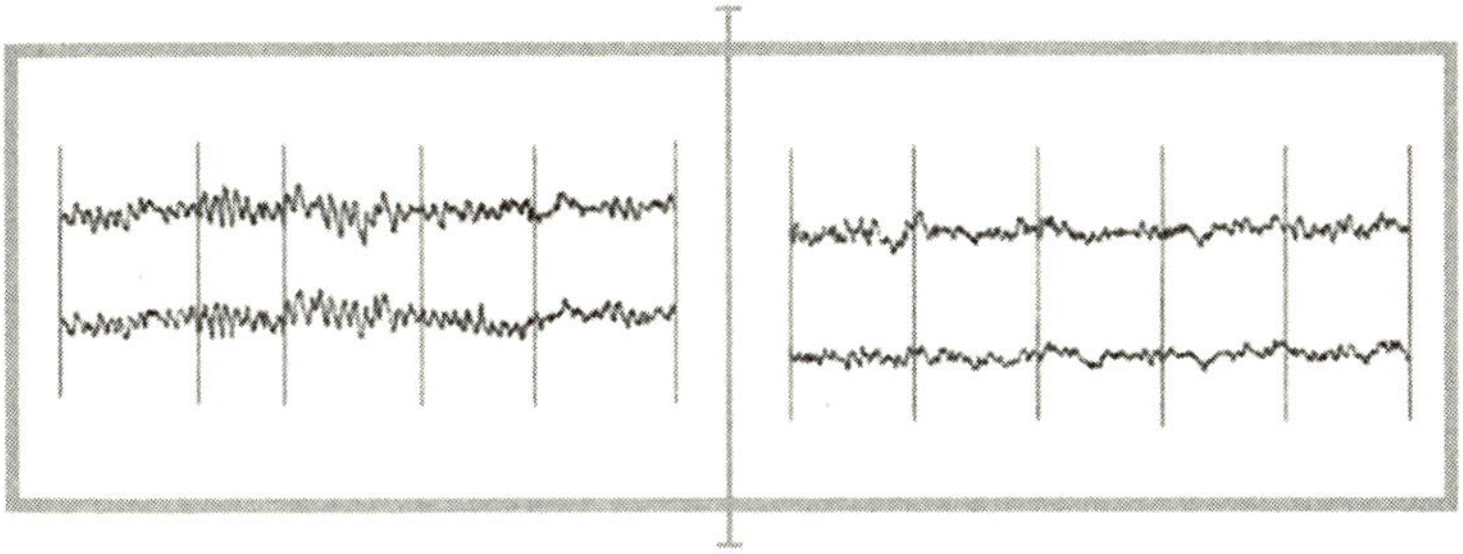

図1　左側のパネルは低周波のアルファ波、右側は高周波のベータ波。それぞれのパネルの二つの波は、頭皮の異なる二点につけられた電極からの五秒間のEEG（脳波図）である

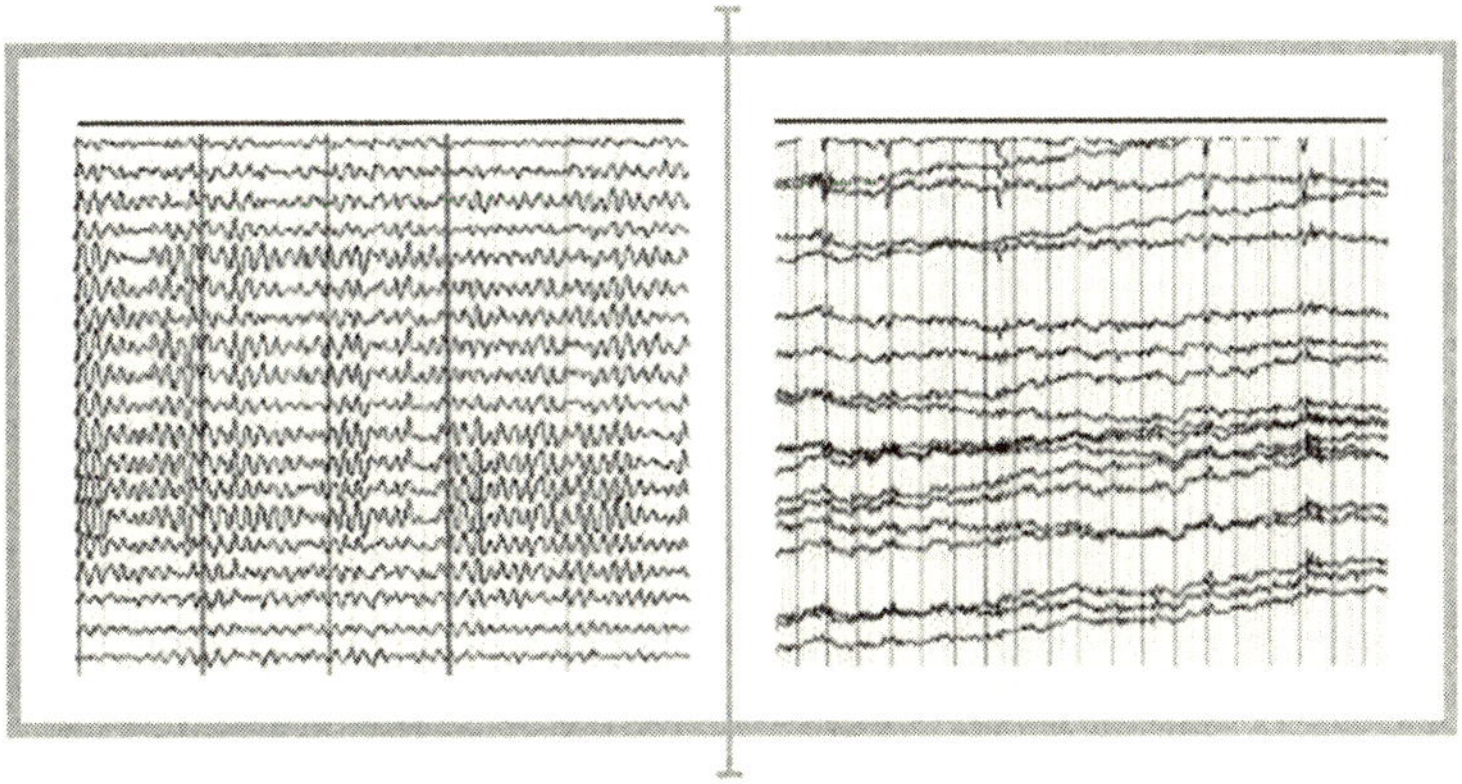

図2　左のパネルは、脳波（主にアルファ波）が異なる電極間で高度に同調していることを示している。上下に並んだ波が、足並みを揃えて振動している。つまり、異なる電極からとったこれらの波は高度に相関している。左右のパネルを比べると、右のパネルの脳波（主にベータ波）は同調のレベルが低い。つまり、脳波は異なる電極間であまり相関していない

ほど経つと、その脳波は何十年も続けている瞑想者の脳波とほとんど区別がつかなくなる。これは超越瞑想が簡単に学べる技術であることの一つの裏づけである。

初心者と熟練者の間に違いが見られるのは、瞑想中のEEGではなく普通に目覚めているときのEEGを比べたときである。すなわち、超越瞑想の熟練者の場合には、一日中、瞑想をしていないときにも、初心者よりもいっそう高いレベルの脳波の同調が見られるのである（注5）。

しかし、脳波の同調の増加が本当に重要なのか、という疑問も生じるだろう。その疑問に対する答えは、端的に言うと「イエス」である。たとえば、トラヴィスらは、ノルウェーのトップレベルの経営者二〇人を対象にして調査を行った。彼らはビジネスを拡大したり、業績不振の企業を立ち直らせたり、多年にわたって卓越した経営手腕を発揮してきた人たちだ。

トラヴィスらは、これらの経営者たちを、会計士やエンジニアのような二〇人の熟練した知識労働者と比較した。この知識労働者たちは、経営責任はもたないが、年齢や性別は経営者たちと同じになるように選ばれた。調査の結果、経営者たちは労働者たちよりも大きなEEGの同調を示すことがわかった。

同様に、三三人の運動選手を対象にした研究では、成功している運動選手はあまり成功していない運動選手よりもEEGの同調が大きいことがわかった。EEGの同調は脳の効率を反映していると、研究者たちは結論した。

また、トラヴィスらの研究は、超越を繰り返し経験するとどうして能力が高まるのかという問題を説明するのに役立つ。つまり、それは脳のどの部分で変化が起こっているかということに関係している。超越しているときのEEGを見ると、脳の前頭前野（額《ひたい》のすぐ内側）においてアルファ波と低ベータ波の同調が増加している。

前頭前野は、感情や衝動を制御したり、物事の相対的重要性を評価したりする領域であり、意思決定にきわめて重大なところである。アルファ波は、リラックスした状態や深い内省の状態に対応している。それに対して、低ベータ波は、注意の集中や意思決定に関係している。

EEGが示すところによると、超越瞑想によって脳全体に大きな落ち着きの波が広がり、それと同時に、前頭前野がより高度な集中や意思決定ができるような状態になるようだ。トラヴィスはまた、長期の超越瞑想者はEEGが一日中同調するようになることを発見した。

このことは、超越瞑想の効果が時とともに次第に大きくなることの説明になるだろう。

超越瞑想からの四つの贈り物

本書には、全体を通して、超越瞑想からやって来る複数の贈り物について述べられている。その中には、とりわけ、よりよい健康、長寿、自己実現、そして、個人の変容という贈り物が含まれている。このリストは何か信じがたいことのように思われるが、論文を読みデータを調べていくとそれらの確かな細部と首尾一貫性にやはり感銘を受けざるをえない。

この贈り物の多くは、それが届くまでには数ヵ月も数年もかかるかもしれない。しかし、嬉《うれ》しいことに、驚くべき事実がここにある。それは、たった一回の超越瞑想からでも受け取れる贈り物がいくつもあるということだ。

これは考えてみれば当然だ。なぜなら、あらゆる経験が脳を変化させるというのは、文字通り真実であるからだ。その様子をここに述べよう。

何かを経験しているときには、多くの神経細胞が同時に興奮する。その過程で、興奮した神経細胞をつなぐ結合が強められる。そのような体験が繰り返されると、興奮も繰り返され、結合はいっそう強められる。神経科学者が好んで言うように、「一緒に興奮する神経は一緒につながる」のである。

神経系に関するこのような根本的事実を念頭に置けば、あらゆる経験が神経回路を形成し、脳を「再配線」するということが納得できるだろう。興奮が非常に強い場合は、ＰＴＳＤ（心的外傷後ストレス障害）のように、たった一度の経験でもそれが脳に深く刻《きざ》まれることがある。しかし、一般的には、一つの経験を何度も繰り返すほど、神経細胞の結合は強まっていく。

古いことわざに「習うより慣れよ」と言うのは、そのような理由からだろう。アリストテレスも、「我々は、我々が繰り返し行うところのものである」と言った。善《よ》い習慣や悪い習慣が私たちを形成するという意味だ。このように、超越瞑想の効果は繰り返しによって強まり、私たちに重大な変化をもたらすことになる。

では、一回の超越瞑想からはどんな効果が期待できるだろうか。ある人たちにとっては、最初の瞑想が突然の啓示となるかもしれない。デヴィッド・リンチは、彼の著書『大きな魚をつかまえよう』（訳注：日本語訳は四月社刊）の中に、最初の超越瞑想の経験はエレベーターのケーブルが切れて至福の中に落ちるようだったと書いている。

ワシントンDC地域の臨床神経心理医で長年の瞑想者ウィリアム・スティックスラドは、彼を無力にする慢性的な不安の解毒剤《げどくざい》をようやく発見できたと、最初の超越瞑想で確信できたという。

このように、大きな飛躍がすぐにやって来ることもある。しかし、それを当てにしてはいけない。多くの場合は、規則的な超越瞑想を数ヵ月続けた後に、はじめて効果が現れはじめる。私の場合もそうだった。幸いにも、私はTM教師のボブ・ロスのお陰で、規則的な超越瞑想を続けられた。彼は、私が規則的な日課に従ってきちんと瞑想するように、忍耐強く助けてくれたのだ。

数ヵ月の間、規則的に超越瞑想を続けた後、私はついにそれを手に入れた。一瞬の間に、私は超越するとはどんなことかを感得し、「自分はこれで超越できるようになった」とわかった。それは古い限界を超えて新しい段階に進んだ一つの「敷居《しきい》経験」であった。ちょうど、「自分は泳げるようになった」とわかって有頂天《うちょうてん》になったときの経験に似ている。

プールの底から足を離して手足をバタバタさせ、沈まずに泳ぎ回ることができるようになった日の経験だ。あるいは、これは補助輪つきの子供用自転車ができるずっと前の話であるが、誰にも支えてもらわないで自分でペダルを踏んで五〇メートルほど進んでいけたときの経験に似ている。どの場合にも、うまくできるようになるまでには、放り出さずにやり通す必要があった。

しかし、習慣化するという最初の課題を乗り越えたいまは、超越瞑想をするたびに多くの効果が感じられる。十年後や二十年後に自分がどんなふうになるか、たいへん楽しみである。

私の周りの人たちはただ「どんどんよくなりますよ」と言うだけであるが、私は次に自分の数年間の経験に基づいて、一回の超越瞑想から得られる四つの贈り物について述べてみようと思う。

1　存在する技術

存在することは、ただそれだけで至福である。
生きることは、ただそれだけで神聖である。
――エイブラハム・ジョシュア・ヘッシェル

はじめて哲学者ヘッシェルのこの言葉に出会ったとき、これは非常に賢明な言葉だという感銘を受けたが、同時に、自分には馴染みのない経験のようにも思えた。多くの欧米人と同じように、私は絶えず活動の中にいていつも何かをしていたからだ。なぜだろうと私は思った。

自分は何かに値すると証明し続ける必要があるのだろうか？　孤独が怖いのだろうか？　何かを逃してしまうのを恐れているのだろうか？　もちろん、私は自分の周りの患者や友人たちもそうした活動の中にいるのを見てきたが、近年ではその活動がさらに増しているようだ。

いまではスマートフォンがいたるところにある。多くの人が絶えずネットに接続して、ネットサーフィンやメール交換に没頭している。まるで母親の胎盤から胎児に送られてくる養分のように、巨大な電子的胎盤から絶え間ないメッセージの流れ、ニュースの更新、ディスカウント商品の広告、ジョーク、可愛い猫の写真、友だち申請などが送られてくる。このような生活の中で、私たちは絶えず何かに反応しながら生きている。

しかし、超越瞑想を再開した頃には、私はこう確信するようになっていた。いつも他とのつながりを維持して何も逃さないようにと努めるあまり、自分は「存在する技術」というとても重要なものを逃している。

私はヘッシェルの「存在することとは、ただそれだけで至福である」という言葉に賛同した。しかし、どうすれば「ただ存在すること」ができるのだろう。私はその方法を忘れてしまっていた。あるいは、その方法をまったく学んだことがなかった。妻は私が規則的に超越瞑想しているのを見て言った。「瞑想中に何が起こっているかわからないけれど、あなたが一日に二回、二十分も静かに座っていられるなんて奇跡だわ！」

しかし、超越瞑想が習慣になってくると、自分の内側の世界が次第に静かになってきた。私にとっては、これが超越瞑想からの第一の贈り物である。超越瞑想は私に一つの技術を与えてくれた。その技術のおかげで、少なくとも一日に二回は一人だけになり、とても穏《おだ》やかで幸福になれる。

いまでは、気を散らさずに自分の内側の世界を探検することができる。これが、毎回の超越瞑想で私が味わっている贈り物の一つである。

2　頭の中の別荘

長い間、私は美しい山の見える田舎の家を探そうとしていた。週末になると不動産屋と一緒にあちこちへ探しに出かけたが、気に入る物件はなかなか見つからない。探求の旅は徒労に終わり、そのたびに手ぶらで家に帰ってきた。しかし、いまでは自分は運がよかったのだと考えている。なぜなら、そのような田舎の家はもう必要ではなくなったからだ。

長距離の移動や、遠くの財産の管理や、土地所有のための煩《わずら》わしい手続きなどに頭を悩まさなくても、一日に二回の休暇を楽しめる。特に、夕方の超越瞑想は私を元気にしてくれる。他の人たちも報告しているが、石板に書いた字が拭き取られるように日中の疲れが取れていく。そして、そのリフレッシュした状態で、夕方からの活動を楽しむことができるのだ。

3 ストレスの軽減

一人の患者がいる。彼のことをジェリーと呼ぶことにしよう。彼は忙しい経営者で、高額の利益のかかった会議を次から次へとこなす毎日を送っている。彼の前には常に、大金の獲得または損失、懐柔《かいじゅう》すべき人々、交渉すべき取引などがある。彼は薬物治療を受けていたが、それにもかかわらず不安やパニック発作を抱えていた。

ジェリーには明らかに何か追加の援助が必要であると考えて、私は超越瞑想を勧めた。一年後、彼は大きな安心を感じるようになった。そればかりか、不安に対する薬物療法も不要になった。彼は、瞑想中によくお腹がゴロゴロ鳴るのに気づく。「まるでお腹が私に、『忙しい中に休憩を与えてくれてありがとう。しばらくの間ストレスから解放してくれてありがとう』と言っているようです」と彼は言う。

ジェリーの素晴らしい体験は、珍しいことではない。多くの瞑想者が、超越瞑想中には体や心からストレスが穏やかに解消されていくのを感じると言う。深いリラクゼーションの中にいると、さまざまな想念がかかってに浮かんで来ては消えていく。

そうした想念について、瞑想者は反発も心配も分析もしない。ただ、それがやって来て去っていくのにまかせる。そのような体験があった後で、超越瞑想から出てくると、どういうわけか前よりも気楽になっている。問題は依然としてそこにあるのだが、その重みがなくなっているのだ。よくあることだが、超越瞑想によってある問題をめぐる過度の感情が解消されると、物事の見通しがよくなる。その問題について、気分が前よりもよくなり正しい行動がとれるようになる。これはこの瞑想からのもう一つの贈り物である。

4　首飾りの真珠

頼んでもいない果物籠《かご》が玄関に届けられるように、超越瞑想中に深い知恵が自然にやってくることがある。たとえば、やる気のしない雑用に囲まれて身動きが取れなくなっていたときのことだが、超越瞑想をしていると内側のどこか深いところから次のようなメッセージがやって来た。

「もし何かを片づけてしまいたいと思ったら、それをしたくなるまで待っていてはいけない」

これはきわめて単純な知恵にすぎない。しかし、瞑想をしていないときには、心の内側と表層が隔《へだ》たっていたためにこの大切な教訓を受け取れなかったのである。この知恵を得てからは、人生がずいぶんスムーズになった。

デヴィッド・リンチは、創造的なインスピレーションを期待して瞑想することには賛成していない。創造的な考えを得ることが超越瞑想の本来のゴールではないからだ。しかし、彼自身はこの瞑想から啓示的な体験を得ている。

彼の「マルホランド・ドライブ」が洗練された映画に仕上がったのは、瞑想中にわきあがってきた考えのおかげだという。「首飾りの真珠のように次々と連なってアイデアが浮かんできました。それが作品の最初にも中間にも最後にも影響を与えました」

もし瞑想中によい考えがやって来たら、私は単純にそれを喜び感謝することにしている。それは超越瞑想のもう一つの贈り物だと思うからだ。

第二章　心の内側の心、超越とは何か

通常の目覚めの意識は、ひとつの特別な意識にすぎない。その周辺には、非常に薄い幕に隔《へだ》てられて、まったく異なる意識の諸形態が潜《ひそ》んでいる。

——ウィリアム・ジェイムズ

心の内側の静寂を住処《すみか》とする、心を超えた何ものかがある。それは想念を超えた最高の神秘である。心をそこに休ませよ。他のものに休ませてはならない。

——『マイトリー・ウパニシャッド』

二つの眠りの間の「ウオッチ」

古代のヴェーダ文献によると、意識には四つの形態がある。目覚め、眠り、夢の三つの意識と、トゥリーヤと呼ばれる四番目の意識、すなわち超越である。

超越とは何だろうか？　私たちは通常、どこでそれに出会うのだろうか？　アメリカの著名な心理学者ウィリアム・ジェイムズの言葉を借りるならば、どうしたら非常に薄い幕を引きあげてそこに到達できるのだろうか？　そして、超越を体験したときには、それによってどんな恩恵が得られるのだろうか？　この章では、これらの質問に答えてみようと思う。

私はまったく予期せぬ場所で、すなわち国立精神衛生研究所で、最初に超越に出会った。それは、先史時代の人類を描いた「人類創生（*Quest for Fire*）」という映画を同僚のトマス・ウェールが見た後のことだった。

当時、私たち二人は光と闇が生物に及ぼす効果を研究していた。それで、その映画を見た彼は、現代の室内照明以前の生活はどんなものだっただろうかと考えた。特に、冬の長い夜を人はどのように眠ったのだろうか？　室内照明は何千年にもわたって利用されてきたが、オイルランプの柔らかい輝きやガスランプの集中した光は今日の電気照明ほどには夜を明るくしなかった。電気照明は非常に明るいので、宇宙空間からも見えるほどだ。

ウェールは考えた。現代の照明は、何か根本的な点で人間を変えたのではないだろうか？

その答えを見つけるために、ウェールは一六人の人たちに頼んで、完全に暗い部屋のベッドに静かに横たわって十四時間を過ごしてもらった。十四時間というのは、だいたいワシントンＤＣの十二月の夜の長さに等しい。彼は、我々の祖先が長い冬の夜を洞穴や小屋で過ごしたときの様子を再現しようとしたのである。

被験者たちは、一日二十四時間の残り十時間は、通常の日常活動に出かけて日光や人工的な明かりにさらされた。ウェールは、同じ被験者たちを使って、十四時間の長い夜を四週間経験した後の睡眠パターンと、毎晩十時間（ワシントンＤＣの六月の夜の平均的な長さ）の暗闇の中で過ごしてもらったときの睡眠パターンを比較した。

結果は非常に興味深いものであった。冬の長い夜には、はっきりとしたパターンが現れた。被験者たちの眠りが、次第に二つの時間帯に分かれたのだ。一つは夜のはじめ、もう一つは夜の終わりだった。

二つに分かれた睡眠の間には目覚めている時間帯があり、それは平均して二時間ほど続いた。数人の被験者たちは、ベッドで横になって目覚めているときに澄みきった意識を伴う「静かな注意深さ」を経験したと報告した。後で説明するように、このような経験は超越瞑想《ちょうえつめいそう》（ＴＭ）をしている人たちが報告する超越の状態と非常によく似ている。

その後になって、夜の睡眠が数時間の覚醒《かくせい》によって二つの時間帯に分かれているという記述は何百年も前にさかのぼることがわかった。この問題に関する本を書いたロジャー・エカーチによると、「第一の眠り」への言及はホメロスの時代から近代の夜明けまでに見出せるという。

二つの睡眠の長さはほぼ同じであって、人々は真夜中を過ぎた頃に目覚めて、第二の眠りに入るまで起きていたようだ。二つの眠りの間の不思議な心の状態は、「ウオッチ」として広く知られている。これについて書かれたものを読むと、ウェールの研究の被験者たちが報告した「静かな注意深さ」の状態によく似ている。

小説『宝島』で有名なロバート・ルイス・スティーヴンソンは、南フランスの高地地方を旅している途中で、一晩中、野外で目を覚ましていたことがある。そのときのことを「私は生涯で、こんなに完全な人生の時間を味わったことはなかった」と言い、「野原で眠る人の軽快でいきいきとした眠り」を振り返って、次のように書いている。

家に住んでいる人たちには知られていない、一つの感動的な時間がある。そこでは、目覚めている影響が地球の眠っている半球に広がっていって、戸外の世界のすべてを立ちあがらせる。……鶏と一緒に寝ていた宿無し男が曇った眼を開けて夜の美しさを眺めるのは、そのようなときだ。

これらの眠っている者たちは、この同じ時間に、いかなる声なき召喚《しょうかん》によって生命に呼び戻されるのだろうか？　星々がその影響力を降り注ぐのだろうか？　それとも、我々がこの休息している体の下に母なる大地の鼓動《こどう》を感じるのだろうか？

この神秘に最も精通している羊飼いや田舎の老人たちでさえも、この夜中の復活の手段や目的に関しては何も臆測をしない。夜の二時頃になると、彼らはそれが起こると宣言するのだが、それ以上は何も知らないし、知ろうともしないのである。

最近では、作家のジェフ・ウォーレンが、「ウオッチ」とはどんなものかを実際に経験しようとした。彼はカナダの北部へ行って、小屋の中で二〇〇四年の冬を過ごした。彼の経験は、ウェールの研究の被験者たちが報告した経験と非常によく似ている。九日間の長い夜の後に、ウォーレンの眠りは実際に二つの時間帯に分かれ、その中間には通常とは異なる意識の時間帯があったのだ。

彼は『ヘッド・トリップ（*The Head Trip*）』という本の中に、そのときの経験を次のように書いている。

目が覚めたが、まだ夢を見ているのかどうか定かではなかった。手足は弛緩《しかん》して重く、頭は枕に深く沈み、体全体がブーンと唸《うな》っているようだった。……重い感じはなくならず、いつまでも続いた。素晴らしく心地よい脱力感が二時間以上続き、ついには私を最後の早朝の夢の中へ引きずりこんだ。

この「素晴らしく心地よい脱力感」も、超越状態の体験によく似ている。

ウェールの三つの仮説

「ウオッチ」は、進化の過程でどんな役割を果たしただろうか？　ウェールは三つの仮説を提案した。第一に、部族民のそれぞれが夜の異なる時間に「ウオッチ」の状態にあれば、夜中のどの時間にも誰かが目を覚ましていることになる。これは、略奪者や肉食獣に対する価値ある防衛となるだろう。

第二に、人が目覚めて「ウオッチ」の状態になる直前は、たいていはレム睡眠の時間帯であって夢が生じている。だから、「ウオッチ」の時間があれば、人は見たばかりの夢（それは価値ある情報源でありうる）についてじっくり考えられる。

第三に、静かな注意深さとか水晶のように透明な意識といった状態には、超越の状態と同じように、たとえばストレスの軽減や意思決定力の向上といった、それ自体の価値があるかもしれない。もちろん、「超越にはそれ自体の価値がある」というのが、この本の主要なテーマである。

二十世紀に電気照明が至る所で利用できるようになったために、二つあった眠りの時間帯が一つだけになってしまった。その過程で、私たちは、祖先たちが毎晩楽しんだと思われる超越的な経験を失ってしまった。また、それと一緒に、新鮮な夢も、その中に含まれているかもしれない有益な情報を処理する時間も、失ってしまった。

研究の一部として、ウェールは静脈ラインを通して複数のホルモンの濃度を測定した。そのひとつがプロラクチンである。これは脳下垂体から血流の中に分泌される。プロラクチンの濃度は授乳中に高まるのが普通であり、母親を落ち着かせる効果（これは子にも伝わる）があると考えられている。

プロラクチンの濃度上昇は、鶏小屋の中の鶏にも発見されている。おそらく、卵の孵化《ふか》を待つ母鳥に落ち着きや辛抱強さをもたらすのだろう。ウェールの研究の被験者たちが長い夜を眠るために横になったときには、プロラクチンの濃度が三十分以内に夜間の最大値（昼間の二倍）にまで上昇した。眠ってしまってからは、プロラクチンの濃度がそれ以上に上昇することはなかった。

おもしろいことに、静脈ラインをはずすために誰かが三十分以内に入ってくると被験者たちに告げたときには、プロラクチンの濃度は上昇しなかった。これに関して、ウェールはこう結論した。「夜間のプロラクチン分泌の増加は、個人が誰にも邪魔されずに眠りに入れると思っている静かな覚醒の状態に依存している」

人々が安らかな夜を予想しているときには、眠りの間の静かな鋭敏さの時間も含めて、夜間を通して、プロラクチンの上昇した状態が続いた。

血中のプロラクチン濃度は超越瞑想の後にも上昇するが、目を閉じて行う普通のリラクゼーションの後には上昇しない。したがって、プロラクチンの上昇は、通常のリラクゼーションでは起きないが超越の間には起きる深いリラクゼーションに寄与しており、また、そのシグナルになると思われる（注6）。

これらの観察から、「ウオッチ」の生理と超越瞑想による超越状態の生理には共通点があることがわかる。また、ウェールの被験者たちが妨害を予期したときには、プロラクチンが上昇しなかったが、それと同じようなことが超越瞑想の場合にも起こる。電話などの妨害が入ってくるかもしれないと思いながら瞑想を始めると、超越に達するのはたいへんむずかしくなるのだ。

超越瞑想中には、ホルモンの変化の他に、前章で述べたような脳波の変化が起こる。特に、超越中の脳波の変化は顕著である。とりわけ前頭前皮質において、アルファ波の力が大きくなる。また、アルファ波とベータ波の周波数帯で同調が増大する（注7）。

このような脳波の変化は、超越の体験と同様に、一般的には規則的な瞑想を始めてから数ヵ月で現れる。実際に、瞑想中の脳波を測定したときには、ＥＥＧを読み慣れている科学者でさえも、初心者と熟練者を見分けることができない。初心者と熟練者の違いが現れるのは、瞑想中ではなく、通常の目覚めた状態で脳波を測定したときである。

超越瞑想の結果として起こるさまざまな効果について書かれた以下の章を読むときには、こうした脳とホルモンの変化を覚えておいていただきたい。超越瞑想による人生の変容は、これらの変化のおかげかもしれないからである。

忙しい西洋的な生活の中では、瞑想をしなければ超越を経験することはほとんどないだろう。しかし、瞑想をしない人でも、朝、目覚める瞬間に、超越を垣間見ることがあるかもしれない。あるいは、特別な贈り物として超越の経験を受け取る人たちもいるかもしれない。それは、たとえば、結婚式や子供の誕生するときなど、その人の人生の頂点で起こることが多い。

では、超越とはどのような感じがするものなのか、それを考えてみよう。

「心は無限の『心』と一つになる」

ある感情や意識の状態を伝えようとするとき、もし相手にその経験がなければ、それを伝えるのはたいへんむずかしいだろう。たとえば、恋をして有頂天《うちょうてん》になったときの気持ちや悲しみに打ちひしがれたときの気持ちを言葉で表現するのは容易ではない。

古代ヴェーダ文献のウパニシャッドの中に、次のような言葉がある。

> 自分自身の「精神」と一体になった人の喜びは、言葉では表せない。この喜びを感じる人だけが、それがどんなものかを知っている。ちょうど水と水が、火と火が、風と風が、それぞれ一つになるように、心は無限の「心」と一つになる。

奇妙なことに、この引用は超越を言葉で説明するのはむずかしいと言っておきながら、実にうまくそれを表現している。この引用から、超越とは、自分自身と自分の外側の無限な何かとの間の統合の感覚を含む非常に楽しい状態であることがわかる。

一般的に、超越しているときには、境界の感覚（自分がここから始まりここで終わるという感覚）がなくなる。私がインタビューをした十歳の少年は、瞑想中に手がどこにあるかわからなくなったが、その後で気づくと、手はちゃんと床の上にあって体を支えていた、という体験を話してくれた。

境界の喪失の他に、時間や場所の感覚もなくなることがある。ある五十代半ばの成功したビジネスパーソンはこう言った。「超越は時間を超えています。気づいたときには、もう二十分たっているのです」

超越しているときには、どこにも焦点がない意識がある。定義によれば、それが目覚めの状態（心が特定の考え・感情・活動に関係しているとき）や、眠り（知覚が十分に働いていないとき）や、夢（特定の物事が心を通過しているとき）と、超越との違いである。

「何か特定のものに対する気づきではない気づき」というこの概念は、実際にそれを体験するまでは、まったく奇妙な概念だと思われるだろう。マハリシは、瞑想中に超越する過程を次のように説明している。

超越瞑想は努力のいらない方法です。このテクニックによって、心の興奮を次第に落ち着けていって、最少の状態にもっていくことができます。これは想念や知覚の対象がない、内側の目覚めの状態です。それ自身の無限の性質に気づいている純粋な意識だけがあります。それは主観と客観の区別を超えた、相違のない、それ自身に気づいている全体性です。それが超越意識です。

超越に最もよく関連づけられる感情は、「穏《おだ》やかさ」と「至福」である。日常の生活では、「喜び」や「幸福」という言葉はよく使われるが、「至福」という言葉はほとんど使われない。しかし、この言葉は、超越している間に経験される穏やかな喜びを実によく表している。それは、何ものにも向けられていないが、同時に、あらゆるものに向けられている喜びである。

さらに、多くの瞑想者たちは、宇宙の何か偉大で深遠なものとつながっていると感じる。たとえば、五十代後半のある医師は、超越とは「天国との接触」であると表現した。また、私がインタビューした六十代の心理学者は、次のように説明した。

超越中には、完全な落ち着きや安らぎという感覚を体験します。また、たいへん素晴らしい認識を経験します。この認識は、存在の絶対的な側面に繋《つな》がった結果だと思います。それは、この「私」が存在しており、同時にもう一人の「私」も存在している、といったような認識です。

もう一人の「私」は永遠に存在しており、相対世界の心配や問題からまったく自由です。自分が自分を目撃しているように感じることもあります。……時間が存在しない安らぎや落ち着きの状態へ自分が超越していくのを見ているのです。……でも、もし自分を上へ引きあげて、機敏で活動的になりたいと思えば、いつでもそれをすることができます。

「海の波」と「池の泡」のイメージ

瞑想中に通常の意識から超越へと進んでいくときの感じを説明するために、マハリシは自然の中から選んだ二つのイメージを好んで使った。それは、海の波と池の泡である。

海の表面を見ると、日の光の中で波が躍《おど》っているのが見えるだろう。それぞれの波はユニークであり、細部に至るまで互いに異なっている。心が広く目覚めており、さまざまな想念でひしめき合っている様子も、それに似ている。

いま、潜水艦の中に入って、水中深くに降りていくことを想像しよう。周囲の海水は次第に静かになってくる。細部は徐々にかすんでくる。同様に、深い瞑想の中に入っていくと、心はだんだん落ち着き、いっそう静かな所へと進んでいく。観察している自己は対象の詳細を鮮明に捉えようとするのをやめ、自分は無限の海の一部であるという楽しい感覚の中へとリラックスしていく。

池のイメージでは、泡が池の底から上昇してくる様子と、想念が心の奥底から意識の表面へ上昇してくる様子が対比される。このイメージでは、ちょうど池の表面の大きな泡が池の底の圧縮された小さな泡から始まるのと同じように、心の表面で認識される想念は無意識の中の微《かす》かな想念から発達してくる。

瞑想中は、池の深い所に降りていくときのように、拡大する前の早い段階で想念を捉えることができる。これは、瞑想中に創造的なアイデアを思いつくことの説明になるかもしれない。

瞑想の過程を説明するときには、水のイメージがよく利用される。「超越瞑想で超越するときには、純粋な意識の海の中に潜《もぐ》っていく。その中にザブンと入っていくんだ」と、デヴィッド・リンチ監督は言う。

空に上がっていくというのも、人々が超越の体験を表現するときの共通したイメージである。アイオワ州フェアフィールドにあるマハリシ・スクールの十二歳の生徒は、「瞑想しているときは、天国に向かって浮きあがっていくように、あるいは、すでにそこにいるように感じる」と書いている。同じ学校の別の生徒は、彼の父親がはじめて超越瞑想を習ったときのことを話してくれた。父親が超越瞑想の後にふわふわした調子で歩いていたので、すれ違った人が、「上のほうの天気はどうですか？」と尋《たず》ねたというのだ。おそらく、その通行人は、瞑想後も持続している穏やかで幸福な状態を感じ取ったのだろう。

瞑想中には、目を閉じていても光を感じることがある。私の同僚は瞑想中に、数回、視野の真ん中に光が浮かんでいるのを見たことがある。それはまるで、水平線に真珠が輝いているようで、穏やかで心地よい感情を伴っていたという。

小説家のヴィクトル・ユーゴーは、瞑想と光の特殊な関係を次のように書いた。

瞑想せよ。すべてが光で満ちている。夜でさえも。

逆に、光のイメージが神秘的な体験に溶けこんでいくことも多い。十七世紀の詩人ヘンリー・ヴォーンは次のように詠《うた》った。

私は、先日の夜、永遠を見た
純粋で終わりのない光の大きな輪のような
輝いているがまったく穏やかな永遠を

私は以前から、英国の有名な風景画家ターナーの光の描写が好きであった。しかし、それが超越的なものであると気づいたのは、規則的に超越瞑想を始めた最近のことだ。彼の初期の作品には、城、難破船、寺院、戦場など、田園や海の風景がきわめて詳細に描かれている。しかし、一連の絵画を見ると、後期の作品になるほどこうした詳細な描写はなくなっていき、残るのはほとんど光と色彩の渦巻《うずま》きや飛散だけという作風になってくる。

私は、ターナーの絵画のこうした変化を、自分自身の超越瞑想の体験との関連で思い出す。超越瞑想中に、誰もいない広い浜辺に立っている自分の姿が浮かんでくることがある。

遠くまで延びている砂浜や、海や空が見える。それから、徐々に、海が消え、足もとの砂浜が消え、空が抽象的になっていく。そして、私は純粋な意識の状態に入っていき、鋭敏であるがどこにも焦点がない広大な無限性を楽しむ。心の内側の心、心を超えた心、その中に滑《すべ》りこんで、数分間、無限なるものの至福を体験するのだ。

誤解のないように強調しておきたいが、瞑想をするたびにいつもこのような浮遊感、純粋意識への飛びこみ、光のビジョンといったような華麗な体験をするのではない。

クレイグ・ピアソンはマハリシ経営大学の副学長であり、過去四十年間、超越瞑想を続けている。彼も、自分の瞑想体験を語るときには、同じことを強調する。


確かに、内側深くへの潜入、精神活動の静まり、深い統合といった体験があります。しかし、歴史を通して偉大な人たちが述べているような並外《なみはず》れた仕方で、透明で、純粋で、際限のない気づきを私も体験しているのかと問われると、答えは「ノー」です。私の場合は、そのような体験は人生で数回しかありません。しかし、（アイオワ州のマハリシ経営大学の）ゴールデンドームで一緒に瞑想している人たちの中には、毎日そのような体験をしている人たちもいます。こうした体験は、瞑想を長く続けていけば、誰もがしうる体験なのです。


幸いなことに、並外れた華麗な体験は、超越に必要な部分でもないし、人生を変容させる効果への鍵《かぎ》でもない。超越の重要な要素は、想念のない深くリラックスした鋭敏さを感じることや、時間や空間の境界を忘れてしまうことだ。

超越瞑想を習った人たちは、普通は数ヵ月の内にそうしたレベルに達することができる。そして、正しい方法で規則的に超越瞑想を続けさえすれば、ストレスが軽減し心身の健康度が増すといった瞑想の効果が十分に期待できる。もし、光を見たり、純粋意識の中を泳ぎ回ったりというような体験があれば、それは喜ばしいボーナスなのだ。

「宇宙意識」日常生活の中の超越

たとえ、超越瞑想から得られるものが一日に二回の短い至福に満ちた休息だけだったとしても、それだけでも超越瞑想を習う十分な理由になるだろう。しかし、超越瞑想の最大の報酬《ほうしゅう》は、瞑想中の状態から目覚めている生活へもち越される効果から生じる。

これは「宇宙意識」という名前で知られている状態である。こうした効果は、超越瞑想を始めて数日のうちに得られるかもしれない。通常は、超越瞑想中の落ち着きや静けさが超越瞑想後もしばらく持続するという形で現れる。

超越瞑想を始めて数ヵ月すると、超越瞑想をしていないときでもＥＥＧに脳波の同調の増加が見られるようになる。一般的に、何年も長く超越瞑想をすればするほど、超越の経験が多くなり、脳波の同調が目覚めの時間帯に広がっていく。ある長期の瞑想者は、この状態を次のように述べている。

活動中と瞑想中の違いが少なくなりました。日中に時々、明晰《めいせき》さの程度はさまざまですが、私の意識が、日常の想念や感情を静かに伴っている、私の「真我」のこの無限の全体性になることがあります。

このような意識状態を発達させた人は、超越瞑想を始める前よりも、「自分を見失わない」「安定している」「落ち着いている」などと報告している。日常生活の混乱に翻弄《ほんろう》されることが少なくなり、自信に満ちている。なぜなら、安定、安心、満足といった感覚が強まるために、外側の世界への依存が少なくなるからである。目前の出来事にあまり影響されないので、衝動的な反応を比較的容易に避けられ、困難な状況にも適切に対応できるようになる。

フレッド・トラヴィスは、日常生活の中でさまざまなレベルの超越体験を報告している五一人の超越瞑想者を選んで研究を行った。彼は、超越瞑想者がコンピュータ上で複雑なテストを解いているときの脳波を調査した。その結果はどうだったか？

目覚めている間の超越体験を多く報告した超越瞑想者ほど、リラクゼーションと内省に関係するアルファ波において大きな振幅と高い同調が見られた。この瞑想者たちは、コンピュータ上のテストでも統計的に有意な高得点を挙げた（注8）。

私は本書を書く過程で、三十年以上超越瞑想を続けている、少なくとも二五人の瞑想者にインタビューした。穏やかな静けさを放ちながら、同時に、注意を持続してさまざまな質問に的確に答え続けられるというのが、彼らに共通する一つの特徴であった。

まるで二つのチャンネルを同時に操作しているようである。一方はビジネスに対応するチャンネル。もう一方はリラックスした機敏さの状態を維持するチャンネル。つまり、彼らは長年にわたる超越瞑想の結果として、多かれ少なかれ、活動中にも継続して超越の状態にあるように見えるのだ。

二〇〇九年に、大都市の貧困地区の学校で超越瞑想を教えるための資金を集めるコンサートが行われた。そのコンサートで、ポール・マッカートニーとリンゴ・スターは、四十年前に超越瞑想を教えてくれたマハリシに感謝の気持ちを表した。スクリーンにはマハリシと生徒たちの写真が大きく映し出され、その中には若い頃のビートルズもいて、みんな花輪をかけていた。

ポールは、これからみんなで一緒に歌う「コズミカリィ・コンシャス」という歌は、マハリシが彼に言った「さあ、私と一緒に宇宙的な意識になりましょう」という言葉をもとにつくった歌だと説明した。マハリシは、一日に二回の瞑想中だけでなく、瞑想をしていないときにも、一日中、超越の喜びの中で自分と一緒になるようにと、生徒を導いていたのである。

四十二年間の心理療法の後に

以下の章では、超越瞑想を始めた後でさまざまなタイプの変容を経験した人たちを紹介する。超越瞑想の研究者や教師たちは、超越の体験が実際に変容を引き起こすのだと考える傾向が強い。しかし、変容が心に起こるとき、どのようにしたらその原因と結果を決められるのだろうか？

物事の順序を知ることが役に立つことがある。たとえば、私の患者の一人は、家族が宝くじで大金を当てた後に、うつの症状が大幅に改善した。現在、彼は貧しい生活に苦しむことなく、金銭面では安泰《あんたい》である。これは原因と結果だろうか？　おそらくそうだろう。

次の話は、超越と変容の関係について述べている。これも原因と結果の関係だろうか？　話を読んで考えていただきたい。

ニコルは、六十四歳の退職者である。彼女は政府機関の管理職として長年働いてきた。二十代のはじめの頃、カンザス州からワシントンDCに移ってきた。カンザスでは優秀な学生だった。高校では卒業生総代を務め、当地の大学でも優等生だった。しかし、ニコルは、自分がどんなによくやっても、学校でも、それに続いて高い成功を収めたキャリアにおいても、これで十分だとは思えなかった。

彼女は次のように説明する。

私はいつも、「自分は十分によくやっているか？」という問いの答えを他人に求めていました。いつも大勢の人たちからたくさんの拍手喝采を受けてきました。私のしていることは、まるで立派な履歴書をつくりあげているかのようでした。しかし、どんなに多くの成功を収めても、私はこれでいいのだと十分に納得させてくれる答えはありませんでした。なぜなら、それはいつも他人の意見であり、私自身の意見ではなかったからです。

ニコルは、合計すると四十二年間も治療を受けていた。その治療は成功していると彼女は思っていたが、自分の価値を十分に認められないという肝心の問題は優《すぐ》れた心理療法を用いても解決できなかった。その時点で、彼女は現在の精神科医から超越瞑想のことを聞いた。その精神科医というのは私の同僚のトム・ウェールで、私はいつも昼食中に超越瞑想のことを彼に話していたのだ。

ニコルは、三回目の超越瞑想ではじめて超越した。深い、至福に満ちた体験が十分から十五分ほど続いた。その翌日、彼女は彼女のＴＭ教師に会いに行く途中で、次のような体験をした。

私はワシントンＤＣから、大好きなグループの歌をラジオで聞きながら車を走らせていました。スクーナー・フェアの「石のボート（*Boats of Stone*）」という曲です。リンカーン記念館が視野の端にあったときに、まったく突然に、ピンクの霞《かすみ》が心を覆《おお》ったように感じました。暖かく、幸福で、楽しい気持ちになって、自分にこう言いました。「ニコル、君はこの四十二年間、ワシントンでとてもよくやってきたね。君を誉《ほ》めてあげよう」

それはとても強く、深く、決定的な言葉でした。細かいことは何も言わずに、きっぱりと、この問題に関しては、これが最後の言葉だという感じで言ったのです。

そのような言葉がやって来たのですが、それは、私がそれまでに経験していた、自分自身に対する結論の出し方とはまったく違う仕方でやって来ました。つまり、細かいことにはこだわらない、全体的な、無条件な仕方でやって来ました。普段は、自分について何かよいことを考えたとしても、その後で必ず「でも、あれはもっとうまくできたかもしれない」などと考えるのですが、今回はそれがまったくなかったのです。

なぜそのときにそれが起こったのでしょうか？　そのときに聞いていた歌と関係があったのかもしれません。歌詞の中の「ワシントンへ石を運ぶ」という部分を聞いて、大好きなワシントンのリンカーン記念館や他のモニュメントを連想したのかもしれません。石を切り出してそれをワシントンへ運ぶという善良で正直な仕事と、私が長年やってきた堅実な仕事との間になにか共通点があったのかもしれません。

生涯ずっと重荷になっていた「私はこれでいいのか？」という問題に答えるために、まるでその言葉が密《ひそ》かに待っていていてくれたようです。でも、その言葉を解き放って私に届けてくれたのは超越瞑想でした。とりわけ、超越の体験でした。四十二年間にもわたって心理療法を受けて来たのですが、超越瞑想以外の方法ではそこに到達できなかったのですから。

私がニコルにインタビューしたのは、彼女が超越瞑想を始めて五週間たったときだった。彼女が車の運転中に得た悟り、つまり彼女の生涯の問題に対する答えは、その後も変わっていない。彼女は自分自身を認める気持ちをもち続けている。そして、今後もずっと超越瞑想を続けていこうと思っている。

第二部　癒し

——超越瞑想の生理的効果

第三章　体を直撃するストレス

私たちを殺すのはストレスではなく、ストレスに対する私たちの反応である。

――ハンス・セリエ

ゆるむことなく長引くストレス

子供の頃、私はよく家族と一緒にクルーガー国立公園へ行った。ここは世界でも最大級の野生動物保護区であるが、最近では息をのむようなビデオショットの舞台にもなった。「クルーガーの戦い（*Battle at Kruger*）」というこのビデオショットは、ある旅行者が撮影してユーチューブに投稿し、口コミで瞬《また》く間に評判になった。

はじめに、池のほとりをバッファローの群れがゆっくりと歩いている。すぐ前の草むらには、数匹のライオンが身を低くして隠れている。待ち伏せだ。しかし、バッファローたちはまだそれを知らない。次の瞬間、先頭のバッファローがライオンの臭いに気づく。急いで方向転換して、群れに危険を伝える。群れはいっせいに向きを変えて逃げはじめる。

ライオンたちは一頭の幼いバッファローに襲いかかり、群れから引き離す。幼いバッファローとライオンたちはもつれ合いながら走って池に落ちる。ライオンたちは幼いバッファローを池から引きあげようとする。そのとき突然、ワニが水中から現れて幼いバッファローに食いつき池に引き戻そうとする。激しい攻防が続く。その間にバッファローたちは群れを再編して引き返してくる。「子供を救出せよ」「ライオンを蹴散《けち》らせ」一頭のオスのバッファローがライオンを角に引っかけて、空中に投げあげる。

息を飲むようなシーンだ。ライオンたちは逃げ出す。奇跡的に幼いバッファローはまだ生きており、群れに戻ることができた。このすべてのドラマはわずか八分の間に起きた（注9）。

この一瞬の出来事は、人間を含む動物の中でストレス反応が数百万年にわたってどのように進化し機能するようになったかをわかりやすく説明している。何らかの脅威《きょうい》が知覚されると、それを契機に身体とホルモンと感情が複雑に連動した一連の反応が始まる。

野生の世界では、その反応は逃走（最初にバッファローたちは逃げた）または闘争（状況を検討した後でバッファローたちは反撃に出た）または恐怖（幼いバッファローは助けられるまで身をすくめていた）のいずれかである。運がよければ、ストレス反応は危険から生き延びるのに役立つ。

野生の世界から日常の生活に舞台を移そう。夜に家でくつろいでいるとしよう。突然、外で木の枝が折れるような異常な音がする。あなたは驚いてハッと息を飲み、警戒態勢に入り、じっと耳を澄ませる。そして……それ以上は何も起こらない。ドアには鍵《かぎ》がかかっている。セキュリティーシステムはオンになっている。

あなたは落ち着きを取り戻す。筋肉が弛緩《しかん》し、呼吸がゆるやかになる。たぶん、何か動物が闇の中を通ったのだろう。これは、日常生活の中で起こる誤認警報の例である。はじめに脅威を感じ、一時的な警戒態勢に入る。安全とわかり、リラックスしていつもの生活に戻る。

誤認警報の場合であれ、生死をかけた戦いの場合であれ、よいストレス反応には、よい短編小説と同様に、始まりと中間と終わりがある。とりわけ、それは短くなければならない。不幸なことに、二十一世紀の人類が受けているストレスはそうではない場合が多い。現代人のストレスは、ゆるむことなく長引いて、心と体を傷つけているのである。

体がストレス反応するとき

私たちの神経系には、呼吸、発汗、消化、心臓の鼓動《こどう》といったような自動的な活動を司《つかさど》っている「自律神経系」と呼ばれる下位システムがある。この自律神経系のおかげで、私たちは何も考えずにこうした基本的な機能を維持できる。

自律神経系は、さらに交感神経系と副交感神経系に分けられる。交感神経系は、前に述べた「闘争逃走反応」と呼ばれる警報機能を支配している。副交感神経系は、私たちをリラックスさせる働きをする。

交感神経系は、主として脳内にある複数の中心、特にアーモンドの形をした扁桃体《へんとうたい》によって、制御《せいぎょ》されている。ストレスの多い状況では、脳内にあるこれらの「警報ベル」が、背骨の中を下に伸びて脊椎骨《せきついこつ》の間から外に出る神経ネットワークを通して、体の他の部分に命令を出す。それによって、頭髪からつま先まで体全体が影響を受ける。

交感神経は、神経終末からノルアドレナリンという神経伝達物質を放出して、頭とつま先の間のあらゆる器官に作用し、それらにさまざまな機能を実行させる。緊張や不安を感じているときには、交感神経系からノルアドレナリンの放出が増える。落ち着いてリラックスしているときには、ノルアドレナリンの放出は減る。

ストレスの多い状況では、交感神経は体に高度な警戒態勢をとらせるために、二番目に重要な方法も利用する。すなわち、腎臓《じんぞう》のすぐ上にある副腎《ふくじん》を含むホルモンシステムを活性化する。副腎からはアドレナリンという化学物質が血中に放出される。その名前から想像できるように、アドレナリンとノルアドレナリンは、その構造も機能も互いに密接に関係している。また、ストレスは脳にホルモンの連鎖《れんさ》反応を起こし、それが引き金となって副腎からコルチゾールなどの糖質コルチコイドと呼ばれるステロイドが放出される。

おそらく多くの人は、たとえば、発疹《ほっしん》に塗る軟膏《なんこう》とか花粉症や喘息《ぜんそく》の吸入薬として、何らかの糖質コルチコイドを利用したことがあるだろう。

ステロイドを服用する場合は、一般的に、限られた日数だけ服用して、その後は次第に少なくしていってやめる。これは、糖質コルチコイドは短期間には私たちの命を救うかもしれないが、長期間には私たちを殺す恐れがあるからだ。

ストレスがあまりにも長く続く場合にも、これと同じことが言える。次に、それが実際にどのように起こるかを調べてみよう。

有毒なストレスが心臓を襲う

私たちが八十歳になるまでに、心臓は三〇兆回鼓動する。毎回の鼓動によって、心臓は酸素や栄養素を含んだ血液を、木の枝のように広がる動脈を通して、全身のさまざまな組織へと送り出す。動脈は血液を運ぶ非常に重要な配管システムであり、頭のてっぺんからつま先まで届くように十分な圧力を受けている。心臓と血管は、合わせて「心臓血管系」と呼ばれている。

この章では、ＣＶＤ（心臓血管系の疾患《しっかん》）におけるストレスの役割について述べる。心臓そのものに血液を届ける血管は「冠《かん》動脈」と呼ばれている。ＣＶＤの一つにＣＨＤ（冠動脈疾患）がある。これは、冠動脈の損傷のために心臓に十分な血液が届かなくなったときに起こる病気である。

ストレスによって放出されるアドレナリンやノルアドレナリンは心臓の鼓動を速め、動脈を収縮させ、血圧を高める。リラックスすると、この反対が起こる。短い時間ならば、ストレス反応は筋肉により多くの血液を送るのに役立ち、それが命を救うことになるかもしれない（バッファローたちはライオンから走って逃げた）。しかし、こうしたホルモンが長期にわたって血液中に送り出されると、血流速度の変化や慢性的な高血圧が起きる。どちらも、動脈のデリケートな内壁を傷つける恐れがある。

同様に、短時間ならば、糖質コルチコイドが余分に放出されれば、グルコースを分解して危機を脱するのに必要な力を得ることができる。反対に、グルコースの分解があまりにも長引くと、腹部の脂肪の増加や糖尿病《とうにょうびょう》という結果になりかねない。どちらも、冠動脈疾患のリスクとして知られているものである。

心臓血管系の病気は、長い年月をかけて進行する。若い人たちの健康な動脈には、きれいで滑《なめ》らかな内膜がある。しかし、その内膜は、時が経つうちにアテローム性動脈硬化症と呼ばれる病気によって傷ついてくる。内膜の内側に脂肪が蓄積して粥《かゆ》状の隆起（プラーク）ができる。プラークは硬くなり石灰化《せっかいか》することもある。そして、プラークによって血管が狭くなると、組織への血流が不足するようになる。

それは、徐々に起こることもあるし、突然起こることもある。徐々にというのは、ゆっくりと進行する血管の狭窄《きょうさく》に伴って起こる場合である。突然というのは、プラークの一部が剝《は》がれて血管内を流れていって細い動脈を塞《ふさ》いでしまう場合である。

心理的なストレスが、どのようにして私たちの生命を奪うのだろうか？　研究者たちは、少なくとも六通りの説明の仕方を提案しているが、そのいずれにも何らかの動脈や心臓の損傷が関係している。

重度の酸素欠乏は組織の死につながる恐れがある。それが心臓で起これば心臓発作、脳で起きれば脳梗塞《のうこうそく》である。そしてそれは実際に非常に頻繁《ひんぱん》に起こるので、心臓血管系疾患は、世界的に見ても米国内で見ても、死や重度の障害の一番目の原因になっている。米国では、成人の三人に一人がＣＶＤと診断されている。また、三人に一人以上が、心臓発作か脳梗塞で死ぬと言われている。

心臓血管系疾患のリスク要因の多くは、高血圧、高コレステロール、不適切な食事など、たいへん身体的なもののように思われる。しかし、心と体は密接に関係し合っている。そのために、ストレスや悩みは、直接的にも間接的にもＣＶＤを引き起こす。

悩んでいる人たちはそうでない人たちよりもタバコを吸ったり不健康なスナック菓子を食べたりして、自分の健康を無視する傾向がある。実際に、悲しみ、不安、怒り、貧困、孤独、職場のストレス、家庭のストレスは、直接的に心臓や血管の病気を引き起こし、それが私たちの生命を奪うかもしれない。

幸運なことに、私たちの心は私たちに有利なように働くこともできる。だから、慢性的なストレスに対して、決してなすすべがないというわけではない。

この章では超越瞑想《ちょうえつめいそう》（ＴＭ）によるストレスの体への影響の軽減、健康の改善、寿命の延長の可能性を議論していくのであるが、はじめに心臓への感情やストレスの影響を簡単に見ておこう。

悲しみや落胆が続くと

「王が死んだ。それから、女王が悲しみのために死んだ」

――Ｅ・Ｍ・フォースター『小説の諸相』

小説家フォースターは、ここに引用したような例を用いて、プロットとストーリーを区別した。プロットにおいては、出来事が原因と結果の関係で結ばれている。それに対して、ストーリーにおいては出来事がただ順番に起こるだけだという。それはそうとして、人は本当に悲しみが原因で死ぬものだろうか？

その答えは、時によっては「イエス」である。近親を失った九万五〇〇〇人を五年間にわたって調べたところ、悲しみの影響は明瞭《めいりょう》であった。家族の誰かが死んだ直後の一ヵ月間を見ると、男性の死亡率は通常の二倍あまり、女性の場合は三倍であった。しかし、よい知らせもある。最初の一ヵ月が過ぎた後は、家族を失った男性と女性のどちらの死亡率も通常の値に戻るのである。

しかし、悲しみや落胆が長く続いたらどうなるか？　心臓に影響するだろうか？　この場合は、あまりよい知らせではない。重いうつ病には、不眠や食欲減退など、単なる悲しみを通り越した多くの症状が伴う。

重いうつ病にかかっている人たちは、心臓血管系疾患や心臓麻痺《まひ》のリスクが通常の人たちよりも三倍も高い。さらに悪いことには、うつ病と診断されない軽いうつ症状でさえも、心臓に損傷を与える可能性がある。実際に、ある人のうつの深刻さと、その人がＣＶＤになる可能性は直接的に関係しているのである。

心と体の繋《つな》がりの強力な証明は、希望と絶望、楽観と悲観の研究から得られる。多くの研究がこの繋がりを支持している。たとえば、ある研究では、米国の成人二八〇〇人に「この一ヵ月間に、価値のあるものは何もないと思うほど、悲しんだり、落胆したり、希望を失ったり、多くの問題に悩んだりしましたか？」という質問をした。この質問に「はい」と答えた人たちは、その後の十二年間にＣＨＤにかかるリスクが二倍であった。

ある人が楽観主義者か悲観主義者かを決めるのには、多くの場合、筆記テストが使われる。楽観主義について上位二五パーセントの成績をとった人たちは楽観主義者、下位二五パーセントの成績の人たちは悲観主義者とされる。国立衛生研究所の「女性の健康イニシアチブ（Women's Health Initiative）」の二〇〇九年の報告書によると、八年間にわたり九万七〇〇〇人を追跡した米国の調査では、楽観主義者はＣＨＤにかかって死ぬ傾向が悲観主義者よりも二五パーセント以上も低かった。

ランダムに選んだ二十歳から五十四歳までの男女二万三〇〇〇人を七年間にわたって調べたフランスの調査では、楽観主義者が脳梗塞にかかる傾向は悲観主義者の半分に過ぎなかった。九四〇人を対象にしたフィンランドの研究では、頸《けい》動脈の動脈硬化の進行を四年間にわたって評価した。ここでもまた、絶望が病気の進行を加速することが確かめられた。

絶望が有害な結果をもたらす仕組みは、正確にはわかっていない。しかし、ストレス反応システムが昼も夜も有害な化学物質を流し続けるということを考えてみれば、長期にわたる絶望が破壊的な結果を招くのは何も不思議なことではない。

落胆や絶望の他にも、ＣＨＤを招くかもしれない不愉快で問題の多い感情が二つある。不安と怒りである。最近のメタ分析（訳注：複数の研究結果を統合した分析）によると、不安は男性においても女性においても、ＣＨＤや心臓死の重要なリスク要因である。

青年期の不安は中年期の心臓血管系疾患を招く可能性があると言うと、読者は驚かれるかもしれない。十八歳から二十歳のときに兵役に就《つ》くために検査を受けたスウェーデンの約五万人の男性が、三十七年後に再び検査を受けた。若いときに不安があると診断された人たちは、後年になってより多くのＣＨＤや心臓発作を患《わずら》っていた。

三つの大きな調査によると、不合理な不安のために特定の状況（たとえば、人ごみ、高所、旅行など）を避けたがる恐怖症の人たちは、正常な人たちよりも突然死を経験する傾向が強かった。

怒りや敵意も心臓を傷つける。ある南部出身の患者はよくこう言っていた。「あんまり頭に来たんで、死んでしまいそうだよ」

自分では気づいていなかっただろうが、彼は本当のことを言っていたのだ。いくつかの研究が、皮肉な態度、疑い深い態度、怒りやすい傾向がＣＨＤの発症や進行と関係していることを示している。

あらゆるタイプのストレスが、ＣＨＤのリスクを大きくする。たとえば、うまくいかない結婚生活は、特に女性にとっては文字通りハートが張り裂けるようである。病気や障害のある配偶者の世話というストレスもあるかもしれない。さらに悪いことには、シェークスピアが言ったように、悲しみがやって来るときには一人のスパイとしてではなく大部隊として押し寄せてくる。

たとえば、ある人は失業し、借金をし、ローンが払えなくなり、家や健康保険までも失う心配をするかもしれない。そのような人は、不安を打ち消そうとタバコを吸いはじめたり、酒を飲みすぎたり、脂肪や塩分の多いスナック菓子を続けざまに食べたりする。残念なことに、こうした話は非常によく聞く話である。

さまざまなタイプのストレスが心臓を傷つけるという話をしてきた。では、超越瞑想はどのように役立つのであろうか？　次に、ある人の話をしよう。その後で、この質問の答えとなる科学的データを見ることにしよう。

高血圧が正常になったニックの話

ジョージア州立医科大学の小児科学助教授ヴァーノン・バーンズがニックの高校にやって来たとき、ニックは三年生であった。バーンズは、青年の高血圧への超越瞑想の効果に関する研究に協力してくれる生徒を募集していた。アフリカ系アメリカ人生徒五〇〇〇人の中から、研究に必要な境界域高血圧の生徒一〇〇人が選ばれた。

ニックは、自分がその中に入っているのを知って驚いた。フットボールとバスケットボールの卓越した選手だった彼が「静かな殺し屋」と呼ばれる高血圧を持っているとは、誰も予想しなかった。ニックはクラスメートの目には「かっこいいやつ」に見えていたが、家庭生活は困難に満ちていた。いつも母親と争っていたし、家計を助けるために数ヵ所で働いていた。要するに、彼は忙しすぎたのだ。

ニックの血圧は非常に高かったので、彼を診断した四人の医師の全員が高血圧の薬を勧めた。しかし、ニックは薬を使わない方法に決めた。超越瞑想を選んだのだ。薬の代わりに瞑想という選択もあると聞いて、最初は「冗談だろう」「嘘《うそ》八百だ」と思った。しかし、バーンズが、これはまじめな話だし、生徒たちのリーダーである彼が参加してくれたら他の生徒たちもその気になってくれると言って彼を説得した。

超越瞑想を始めて数週間のうちに、ニックは自分のストレスレベルが下がり、やりくりしている複数の活動で集中力が高まったのを感じた。もともとよかった学業成績がさらによくなり、SAT（大学進学適性試験）の得点が三〇〇点近く上がった。母親の問題も以前よりも受容できるようになった。自分のほうが正しいと思っているときでも、母親を尊敬できるようになった。彼は次のように語った。

超越瞑想は、方向を変えて自分の中にある一つの空間に入りこむ機会を与えてくれました。たくさんの事柄が以前には許せなかったような方向に進んでいっても、気にならなくなりました。自分のことをもっとよく観察できるようになりました。私が以前していたように人を非難する必要はないんだと感じるようになりました。

二ヵ月ほどでニックの血圧は下がり、以来十年間、正常な範囲内にとどまっている。薬の必要はない。その間に、彼は大学を卒業し、看護学の修士学位を目指して働きはじめた。彼は毎日二回の瞑想を続けており、他の人たちにもこのテクニックを学ぶように勧めている。彼は言う。
「ガイドなしで熱帯林を通り抜けることはできません。超越瞑想はこの十年間、私のガイドでした」

高血圧といえば年配の人の病気だと考える傾向があるので、読者はこの節が若者の話で始まったのに驚かれたかもしれない。しかし、高血圧は子供の頃から始まることが多い。それに、子供や青年たちの高血圧はこの十年間に増加している。これは最近、若い年齢層に肥満が増えていることと関係しているようだ。この問題は、アフリカ系アメリカ人の間で特に深刻である。

ニックが参加した調査では、正常な範囲の上限に近い血圧のアフリカ系アメリカ人の若者を一〇〇人集めて、彼らをランダムに二つのグループに振り分けた。一方のグループは、超越瞑想を習って一日二回の瞑想を四ヵ月続けた。もう一方のグループは、同じくらいの時間だけ健康教育の講義を受けた。四ヵ月後に対照グループと比較すると、TMグループには有意な血圧低下が見られた。そして、その効果は研究が終わった四ヵ月後もまだ続いていた（注10）。

超越瞑想の効果が血圧の低下だけだったとしても、十分に印象的であろう。しかし、効果はそれだけではなかった。対照グループと比べると、TMグループでは欠席や停学の割合や、学校の規則に対する違反の割合が低いということもわかったのである（注11）。

生徒たちの間に見られた超越瞑想の効果は驚くほど多様であったが、私はここで先を急いで、それが道理に適《かな》っていることを示したいと思う。一日に二回超越瞑想を行うと、交感神経系の落ち着きを通して、またおそらく糖質コルチコイドホルモンの減少によって、ストレス反応が減少する。

ストレス反応が減少すると、血圧も減少する。また、怒りの感情も減少する。子供たちに規則違反を起こさせるのは、大人でも同じであるが、怒りの感情である。要するに、ストレスの影響を軽減すれば、人は自分のゴールに集中できるようになる。

超越瞑想によって血圧を下げて心臓の健康を改善するのは、マハリシ経営大学の「自然医療予防研究所」の所長であるロバート・シュナイダーの長年の夢である。過去二十年にわたって、彼のグループは主に国立衛生研究所から何千万ドルもの助成金を得て研究を続けてきた。

そして、その成果は多くの優《すぐ》れた出版物の中に報告されている。以下の議論はこうした報告を参考にしたものだが、最初に重要な事実を指摘しておきたい。それは、米国など先進諸国の成人の三〇パーセントが高血圧であるという事実だ。

ケンタッキー大学のジム・アンダーソンらは、九つのよく制御された試験からデータを集めてメタ分析を行った。試験の対象になっているのは全部で七一一人である。

これらの人々の血圧は、最初はさまざまな範囲にあった。高血圧の人たち、高血圧と正常血圧のボーダーラインの人たち、正常血圧の人たち。全体として、超越瞑想を行っているどのグループでも、対照グループと比較して有意な血圧低下が見られた（注12）。

血圧を計ったことがある人はご存じだと思うが、血圧には上の血圧と下の血圧がある。上の血圧は心臓が収縮したときの血圧であり、下の血圧は心臓が拡張したときの血圧である。アンダーソンらは、平均すると収縮期血圧が五ポイント、拡張期血圧が三ポイント下がったことを発見した。

シュナイダーによると、こうした血圧の低下は統計的に有意であるだけでなく、臨床的《りんしょうてき》にも有意である。つまり、この血圧低下の結果として一五パーセントから二〇パーセントの心臓血管系疾患の低下を期待できるというのだ。シュナイダー自身が行った調査では、高血圧の人たちが三ヵ月以上超越瞑想した後には、必要な薬が平均して二三パーセント減少した。

超越瞑想は他の薬を使わない高血圧治療法に比べてどうなのだろうか？　この質問に答えるために、シュナイダーらは高血圧のためのストレス軽減やリラクゼーションのテクニックに関する論文（九六〇人の参加者を含む一〇七の研究）を集めてメタ分析を行った（注13）。

アンダーソンらの研究の結果から予想できるように、超越瞑想は収縮期血圧と拡張期血圧の両方を有意に下げることがわかった。他の方法（バイオフィードバック、リラクゼーションアシスト・バイオフィードバック、漸進的筋弛緩法《ぜんしんてききんしかんほう》、ストレスマネジメント・トレーニングなど）では、血圧への影響は何も見られなかった。

死のリスクが激減

超越瞑想によって血圧が下がることがわかった。しかし、それは単なる数字の変化でしかない。それは本当に具体的な違いに繋がるのだろうか？　それは実際に、血管の動脈硬化の量や左心室の大きさといった、心臓発作や脳梗塞や死を招く要因を変えるのだろうか？　超越瞑想は果たして寿命を延ばすのだろうか？　研究の結果を見てみよう。

アテローム性動脈硬化を査定する一つの方法は、首を通って脳に血液を送っている頸動脈で超音波測定を行うことである。健康診断のときに、医師は私たちの首に聴診器を当てて頸動脈を調べる。

動脈が狭まっているときには、血管雑音（ヒューヒューという音）が生じる。医師はそれが聴《き》こえないかどうか調べるのである。頸動脈の血管雑音は、その人に脳梗塞の危険があることを示している。脳梗塞は、プラークの破片が剥がれて動脈血の中を流れていき、脳の近くの細い血管を詰まらせるときに起きるからである。

このような測定により、アンパロ・カスティロリッチモンドとシュナイダーらは、超越瞑想が実際に心臓血管系の病気の進行を逆転するのに役立つかどうかを決定することができた。研究者たちは一三八人のアフリカ系アメリカ人を調査した。アフリカ系のグループを調査対象に選んだのは、米国の黒人は米国の白人よりも心臓血管系の病気による死亡率が高いからである。

研究者たちは、被験者たちをランダムに二つのグループに振り分けた。一方は超越瞑想を行い、もう一方は健康教育を受ける。どちらのグループにも、六ヵ月から九ヵ月間それを続けてもらった。研究期間中は、被験者たちの食事、運動、薬の使用に差がないようにした。研究チームは特別なタイプの超音波検査法を使って、調査の最初と最後に動脈硬化の程度を示す頸動脈の内膜の厚さを測定した。

対照グループでは、調査の前後で内膜の厚さがわずかに増えていた。これは動脈硬化が進んだことを示している。それに対して、ＴＭグループでは内膜の厚さが減少していた。これは動脈硬化の改善を示している。このＴＭグループと対照グループの差は、統計的にも有意な差であった。

頸動脈の動脈硬化が冠動脈や大脳動脈の病気に関係していることは、心臓専門医も認めている。冠動脈は心臓に、大脳動脈は大脳に、それぞれ血液を供給する動脈である。したがって、頸動脈に見られた結果は、心臓や大脳でも病気の逆転がいくらか起こっていることを示しており、心臓発作や脳梗塞のリスクが低くなっていることが期待される。こうした理由から、これらの発見が米国心臓病学会の研究誌「*Stroke*」に発表されたときには、多くの人たちの注目を集めた（注14）。

心臓専門医の大きな関心の的となったもう一つの測定は、左心室の質量である。左心室は、体の大部分に血液を押し出さなければならない。それに対して、右心室は肺に血液を押し出すだけである。したがって、血圧が上がるときに、増えた血圧による負荷《ふか》に耐えながら働かなくてはならないのは左心室である。

言い換えると、きついトレーニングを受けるのは左心室である。そして、左心室は大きくなることによってそれに応えようとする。心臓が無理をし続けると、左心室は肥大し続ける。そして、それがある限界に達すると、死亡率が倍増する。そのような理由から、左心室の肥大は、心臓病と心臓死の主要なリスク要因であるのだ。

左心室の大きさに対する超越瞑想の効果を評価するために、シュナイダーらは、一〇二人のアフリカ系アメリカ人を二つのグループにランダムに振り分けた。一方は超越瞑想を行うグループ、もう一方は健康教育を受ける対照グループである。

特別なタイプの超音波を利用して、七ヵ月の実験期間の前後で左心室の質量を量った。対照グループでは、次第に左心室の質量が増えた。これは病気の進行を示している。一方、ＴＭグループでは、左心室の質量は変わらなかった（注15）。

超音波を使った二つの研究の結果は似ているが、しかし同じではない。左心室の質量で測定されたように、超越瞑想は心臓病の進行を防いだ。それに対して、頸動脈の研究では、超越瞑想は実際に心臓病のプロセスを逆転したのである。

これら二つの研究は、命にかかわる病気の道筋を超越瞑想が大きく変えうることを示している。

メタボリックシンドロームがめざましく改善

メタボリックシンドロームとは、簡単に言えば心臓血管系リスク要因の集まりのことである。過食し、運動が不足し、継続的なストレスを受けている人たちはこれらの要因をいくつも兼ね備えている。

メタボリックシンドロームの重要な要素は、高血圧、大きなお腹、高い血糖値、高い血中コレステロール値（特に、有害な低密度タイプの値）などである。メタボリックシンドロームの基本的な原因はインスリンへの抵抗ではないかと研究者たちは考えている。

インスリンは、組織の中にグルコースを送りこむホルモンである。グルコースは脂肪細胞の中にも送りこまれ、そこで脂肪に変えられて蓄えられる。体重が増えすぎると、つまり肥満になると、その脂肪細胞が、特にお腹の脂肪細胞が、インスリンに対して抵抗するようになる。脂肪細胞がグルコースを吸収できなくなると、血中のグルコース濃度が上昇し、糖尿病にかかりやすくなり、血管が損傷を受けやすくなる。

メタボリックシンドロームのさまざまな側面に対する超越瞑想の効果を調べた興味深い研究がある。ロサンゼルスのセダーズシナイ医学センターのノエル・ベイリー・マーズらは、心臓発作を起こしたり心臓手術を受けたりしたことがある一〇三人を集めて、ＴＭグループと健康教育グループにランダムに割り当てた。

結果はめざましかった。十六週間後、ＴＭグループではインスリン感受性が高まった（細胞の中にグルコースを送りこむ仕事をインスリンが上手にできるようになった）。また、収縮期血圧も下がった。つまり、数ヵ月のうちに、超越瞑想によってメタボリックシンドロームの二つの要素を改善できたのである（注16）。

ベイリー・マーズの研究は、魅力的な情報をもう一つもたらした。十六週間後に、ＴＭグループではより大きな心拍数の変動が見られたのである。

心拍数は副交感神経系（私たちをリラックスさせてくれる）の影響を強く受ける。したがって、この発見は、超越瞑想によって単に交感神経系の活動を弱めるだけでなく、副交感神経系の活動を増すことによって、暴走する闘争逃走反応を鎮静することが可能だということを示唆《しさ》している。

本当にこんなことが起こりうるのか

心臓血管系の病気に対する超越瞑想の効果を測定するには多くの方法がある。これまでに議論した、たとえば動脈壁が厚くなるというような要因は、「代用マーカー」と呼ばれている。なぜなら、それは、個人の健康や寿命に影響しているがそれ自体は正確には測定できないもの（この場合は、動脈の全体的な健康度）の代用になっているからである。

病気の結果のもっと確実で悲劇的な指標は、心臓発作や脳梗塞などであり、これらは「ハードエンドポイント」と呼ばれる。最もハードなエンドポイントは死である。ハードエンドポイントを使って一つの治療法を評価しようとすると、長い年月がかかる。しかし、国立衛生研究所は、五年以上かかる研究にはめったに助成金を給付してくれない。

こうした問題に直面して、シュナイダーらは巧妙な戦略を思いついた。彼らは、高血圧に対する超越瞑想の効果の研究に以前に参加した人たちの死亡率を調査したのである。彼らは、研究に参加したときには五十五歳以上だった二〇二名について、「全国死亡参照制度」を利用して誰が何の原因で死んだのかを調べた。

研究に参加したときから生死の調査までに経過した年数は、長い人では十九年、平均すると七・六年であった。研究者たちは調査後には参加者たちと連絡を取っていなかったので、超越瞑想を習った人たちがその後も瞑想を続けていたかどうかはわからなかった。おそらくやめてしまった人もいるだろう。しかし、対照グループと比較したTMグループの死亡率は、すべての死亡原因で見ると二三パーセント少なく、心臓血管系の原因で見ると三〇パーセント少なかった。こうした数字は、高血圧患者においてTMグループと薬物治療グループを比較した研究で得られた数字とよく似ている（注17）。

興味深いことに、TMグループのガンによる死亡は四九パーセントも少なかった。この数字は非常に印象的であったが、グループ全体のガン死亡者が少なかったために、統計的に有意と言える範囲には達しなかった。

私はこうした発見について書いているいまでも、超越瞑想の研究に一度参加しただけでその後何年間も心臓の健康や全体的な健康を維持できるようになるとは、簡単には信じられない。研究者たちが調査終了後にも彼らに超越瞑想を続けるように促《うなが》したわけではない。それなのに、本当にこんなことが起こりうるのかと思うが、起こりうるようだ。

なぜかというと、優れた臨床研究の習慣に従って、シュナイダーらは彼らの発見が再現できるかどうかを確かめたからである。シュナイダーの研究チームは、ミルウォーキーのウィスコンシン州立医科大学の研究者たちと協力して、心臓病をもった中年以上のアフリカ系アメリカ人を超越瞑想と健康教育の二つのグループに振り分けて五年間追跡した。

研究者たちが探したのは、ハードエンドポイント、すなわち心臓発作、脳梗塞、死である。TMグループでは、これらの事故が二〇件あった。それに対して、対照グループでは、三二件であった。これは統計的に有意な差であった。瞑想者たちはより長く健康な状態を維持し、収縮期血圧が平均して五ポイント低かった。

シュナイダーは次のように述べている。「心臓血管系の事故が減る割合はコレステロール低下剤のスタチンでは三〇〜四〇パーセント、血圧降下剤では二〇〜三〇パーセントであるが、超越瞑想の効果はこれらの薬の効果と同じ規模である。TMグループのハードエンドポイントにおけるリスクは四七パーセント低下した。すべての患者が通常の医療を受け続けていたことを考えると、この数字はいっそう印象的である。超越瞑想は、我々が利用している最も優れた薬と同じぐらい強力であり、しかも副作用はない」（注18）

免疫系や老化にも好影響

ＣＶＤ（心臓血管系疾患）は世界一の死亡原因であるから、ＣＶＤへのストレスの影響が広く研究されているのは当然のことと言える。また、超越瞑想の研究者たちが、高血圧、心臓発作、脳梗塞を減少する超越瞑想の効果に焦点を当てているのもうなずける。

しかし、ストレスは他の多くの器官にも影響し、他の多くの病気を促進するということを忘れてはならない。ストレスによって、老化の進行が早まることもある。

たとえば、胃や腸はストレスの主要なターゲットとなる。胃潰瘍《いかいよう》はヘリコバクター・ピロリという細菌によって起こることが知られているが、しかし、この細菌に感染した人全員が胃潰瘍になるわけではない。過敏性腸症候群と同じように、ストレスが大きな役割を演じているのである。

これは特に驚くことではない。交感神経系と副交感神経系がどちらも胃腸の働きを強力に支配していることを考えると、当然のことだ。

免疫系も、ストレスに対して非常に敏感である。たとえば、ストレスを受けている場合には、ウイルスにさらされた後に三倍も風邪にかかりやすくなる。それに、病気が治《なお》った後にも、体に残っているウイルスがたくさんいる。彼らは神経系の中に何十年もじっと潜《ひそ》んでいて、私たちがストレスにやられる時を待っている。そして、その時が来ると一斉に暴れ出して、重い病気を発症させる。

たとえば、水疱瘡《みずぼうそう》は脊髄《せきずい》神経根に潜伏していて、何年も経ってから、免疫系の防衛力が弱まったときに、帯状疱疹《たいじょうほうしん》となって現れて患者を苦しめる。研究者たちは、水疱瘡などの潜伏ウイルスのＤＮＡには糖質コルチコイドに反応する特別な部分があることを発見した。ストレスのあるときには、糖質コルチコイドが増加する。すると、これらの抑圧されていたウイルスがゾンビのように復活して、体に大惨事をもたらすのである。

それほど劇的ではない働きもある。ストレスは、傷が治るのを遅らせたり、ワクチンに対する反応を阻害したり、あるいは、私たちの人生から何年かを摘み取ってしまうことさえある。

オハイオ州立大学の心理学と精神医学の教授であるジャン・キエコルト・グレイサーと彼女の夫で同じ大学のウイルス学者であるロナルド・グレイサーは、こうしたストレスが免疫系に与える影響に焦点を当てて何十年にもわたり研究を続けてきた。

彼らは、ストレス反応に関わるおなじみの三つ、すなわちアドレナリン、ノルアドレナリン、糖質コルチコイドが、免疫反応に必要な細胞や化学物質に影響を与えることを示した。

アルツハイマー病の患者の介護者たちは、慢性的に重いストレスにさらされている。そこで、オハイオ州立大学の研究者たちは、三二人の介護者たちがインフルエンザワクチンにどう反応するかを、彼らとマッチさせた対照グループの反応と比較して評価した。平均すると、介護者たちはストレスの少ない対照グループの四分の一の防御抗体しかつくらなかった。

二番目の調査では、研究者たちは四八人の医学生に三日間の試験の三日目にB型肝炎のワクチンを接種した。社会的支援があって不安やストレスが少ないと報告した学生たちほど、ワクチンに対する免疫反応が速くて優れていた。

これらの調査に基づいて、研究者たちは、年配の介護者の場合にも若い学生の場合にも、ストレスがワクチンの効き目を左右していると結論した。推論すると、ストレスを受けていると、日々の生活の中で出会うウイルスや細菌に対する反応も弱まるということになる。

オハイオ州立大学のチームは、さまざまな状況での傷の治り方も調査した。ある一連の実験では、一一人の医学生の試験後と夏休み後で、たとえば前腕に水ぶくれのような軽い傷をつくってその治る速さを比較した。また、四八組の夫婦の協力を得て、彼らが一緒に行いたいことに関して意見が合わずに口論した場合と意見が合って楽しく会話した場合の傷の治り方をそれぞれ調べて比較した。どちらの調査でも、ストレスの多い状況のほうが傷の治り方が遅かった。

また研究者たちは、ストレスの多い状況と少ない状況で各被験者の免疫物質や免疫細胞を測定し、ストレスの多い状況ではその濃度が不足することを発見した。これらの発見は、ストレスがどのように治癒《ちゆ》を妨げているかを直接的に説明している。

グレイサーらは、ストレスの老化に対する影響を細胞のレベルでも調査した。ヒトの四六個の染色体の先端には、テロメアと呼ばれる構造がある。私たちが年を取るにしたがって、このテロメアは次第に短くなる。そして、これが短くなりすぎるとＤＮＡの複製に間違いが忍びこみはじめ、それが老化のプロセスの先駆けになる。

ストレスを受けている介護者は介護をしていない人たちよりも早く死ぬという疫学的データがある。そこで、彼女らのチームは、四一人の介護者と四一人の対照者の、血液中に見られる免疫反応のさまざまな要素や、循環する血液細胞のテロメアの長さを比較した。予想通り、介護者たちの免疫機能は低下しており、テロメアも短くなっていた。

これは、ストレスが細胞のレベルから人を老化させること、そして、人生から何年も削ぎ取ってしまう恐れがあることを示している。

これと超越瞑想は何の関係があるのかと、皆さんは問われるかもしれない。免疫系や老化へのこうした影響のすべては、前に議論した心臓血管系への影響と同じように、ストレスによって悪化する。したがって、心臓血管系に限らず免疫系や老化においても、超越瞑想が全体的にストレスの影響を緩和《かんわ》するということが十分に期待できるのである。

シュナイダーらが行った興味深い研究が一つある。彼らは五十五歳以上の乳ガン患者の生活の質に超越瞑想がどう影響するかを調査した。

研究者たちは一三〇人の患者を二つのグループのどちらかにランダムに振り分けた。一方のグループは、自分のかかりつけの医師から引き続き標準的な医療を受けた。もう一方のグループは、標準的な医療に超越瞑想を追加した。そして、これらの人たちを平均十八ヵ月間追跡した。

超越瞑想を行った患者たちは、対照グループに比べて、生活の質の有意な向上を報告した。調査期間中に死亡した患者は、対照グループでは六人、TMグループでは三人だった。グループの人数が少ないので、この差は統計的に有意ではない。しかし、前に述べたシュナイダーのガン患者たちを対象にした調査でも、やはり統計的に有意ではなかったが、TMグループには死亡者が少なかったことが思い起こされる（注19）。

医療費の節約も実現

健康への効果についてはこれくらいにして、超越瞑想を規則的に行うと、個人としてまた社会全体として医療費をどのくらい節約できるのだろうか？　医療費が急増している昨今の事情を考えると、これは喫緊《きっきん》の課題であるが、幸いなことにいくつかの研究がすでになされている。

一九八〇年代に、デヴィッド・オームジョンソンは、ＳＣＩ健康保険に加入している一四五〇人の五年間にわたるデータを調査した。ＳＣＩ健康保険というのは、ブルークロス・ブルーシールド社の保険プランで、超越瞑想を少なくとも六ヵ月行っており今後も続けると約束した人たちだけが加入できる保険である。

オームジョンソンは、同じ保険会社の異なる保険プランに加入している六〇万人のデータベースと超越瞑想者たちを比較した。ＴＭグループと対照グループは、年齢、性別、保険条件など、多くの人口統計学的な変数が同等になるようにマッチングされた。

超越瞑想者の健康プロフィールはたいへん優れており、彼らの医療サービスの利用は劇的に少なかった。たとえば、子供（十八歳以下）と若い成人（十九歳から三十九歳）の超越瞑想者たちは、同じ年齢の対照グループと比較すると、入院日数が半分に過ぎなかった。高齢の成人の超越瞑想者たちでは、入院日数はさらに少なく、非瞑想者たちの三〇パーセントほどであった。

通院回数にも同じようなパターンが見られた。他の五つの保険に加入している人たちと超越瞑想者たちを比較した場合にも、似たような結果が得られた。超越瞑想者の入院件数は、さまざまな病気の種類で減少していた。減少の割合は、心臓病では八七パーセント、神経系の病気では八三パーセント、良性および悪性の腫瘍では五五パーセント、精神病では三一パーセント、感染症では三〇パーセントであった（注20）。

これらのデータは興味深いが、超越瞑想そのものが変化の原因だという証明にはなっていない。

たとえば、瞑想者には健康な生活習慣（たとえば、動物性脂肪の少ない食事など）に従い、不健康な習慣（たとえば、飲酒や喫煙など）は避けるという傾向がある。だから、超越瞑想は瞑想者が健康である理由の一部分にすぎないかもしれない。しかし、瞑想によってストレスが軽減するので人々は健康な習慣に従いやすくなるとも考えられる。いずれにせよ、オームジョンソンのデータは多くの研究で裏づけられてきた超越瞑想の健康への効果と矛盾《むじゅん》していない。

超越瞑想が広く行われるようになった場合、どれだけの医療費が節約できるだろうか？　マハリシ経営大学と連携して研究を行ったロバート・ヘロンが、この疑問に答えた。

彼は、カナダのケベック州の健康保険プランに加入していた約二八〇〇人の医療費のデータを十四年前までさかのぼって調査した。調査対象とした人たちの半数は、その十四年間のある時点で超越瞑想を習って始めた人たちであり、残りの半数は習わなかった人たちである。月ごとの医療費は、年齢や物価の上昇など関係すると思われるさまざまな要因を考慮して調整された。

超越瞑想を習う前には、瞑想者たちも非瞑想者たちも似たような医療費を支払っていた。ところが、超越瞑想を習った後には、瞑想者たちの医療費は着実に減っていったが、非瞑想者たちの医療費は上がり続けた（通常、医療費は年齢とともに上がる）。六年後には、瞑想者グループの医療費は非瞑想者グループの半分以下にまで減少した。これは非常に大きな差である（注21）。

機が熟している！

超越瞑想によって多額の医療費が節約できるのなら、それは保険会社の利益にもなる。だから、保険会社の費用でこの瞑想が習えるようにしたらよいと、私は提案したい。そのような理想的な状況になるまでは、興味のある人たちだけが、自分の費用で超越瞑想を習うことになる。

しかし、たいていの人の場合は、健康と生活の質の向上だけでなく医療費の減少によっても、かかった費用はすぐに元が取れるだろう。

超越瞑想に関する研究を心臓病からさらに免疫、ガン、老化へと拡げていく時が来ている。私は、医学や心理学を学んでいる学生たちがこの章を読んで、そうした研究に魅力を感じて、その分野の探求を始めてくれることを期待している。

機が熟しているもう一つの研究領域は、脳と心に対する超越瞑想の効果である。第三部「変容」では、こうした効果を議論する。

この章の最後に、ストレス研究の父であるハンス・セリエの言葉をもう一度考えていただきたい。この章の最初に引用した言葉である。

「私たちを殺すのはストレスではなく、ストレスに対する私たちの反応である」

第三部　変容
――超越瞑想の心理的効果

第四章　不安や怒りが消えていく

心配とは、負わないかもしれない負債に対して事前に払う利子である。　――出典不明

感情問題の苦しみ

第二部では、体の病気を防止したり、場合によってはそれを逆転したりする超越瞑想《ちょうえつめいそう》（ＴＭ）の効果を考察した。第三部では、人々の感情や精神の変化を助ける超越瞑想の効果を考察する。私はこの第三部を「変容」と名づけた。なぜなら、超越瞑想を学んだ後で起こる変化は時として非常に劇的であり、その瞑想者を知る人たちが「まるで別人と会っているようだ」と言うからである。

前章では、うつ、不安、怒りのようなつらい感情が長引くと、心臓や血管が損傷を受ける可能性があることを見た。しかし、このような感情障害に治療が必要な理由は、そうした身体への悪影響だけではない。自分あるいは他人の問題として感情障害を経験した人は、そのつらさがよくわかっているので、その感情障害自体に治療が必要であると理解している。

もちろん、こうした病気には確立された治療法がある。私は精神科医としていつもそれらの方

法を利用しているが、残念ながらどの治療法も常に完全に効果的であるとは限らない。有害な副作用のために、その治療法の価値が制限されてしまうこともある。私は多くの同僚と同じように、感情的な苦痛を和《やわ》らげるよい方法はないかといつも探しまわっている。そして、超越瞑想が価値ある新しい方法であることを発見してたいへん喜んでいる。

この後に続く四つの章では、四つのタイプの困難に苦しむ人々にとって超越瞑想がいかに助けとなりうるかを説明する。第四章では不安や怒りを、第五章では注意力、優先順位の設定、実効性の問題を、第六章では気分の制御《せいぎょ》の問題、すなわちうつ病や双極性《そうきょくせい》障害を、第七章では薬物やアルコールの乱用を取りあげる。第八章では大都市の犯罪多発地区の学校を、第九章では刑務所を取りあげ、そうした感情的に困難な環境における超越瞑想の価値について論じる。

さらに第十章では、感情的、知的、精神的な個人の成長に超越瞑想がどのように役立っているかを紹介する。つまり、人々が何か特殊な問題で苦しんでいようといまいと、この瞑想は人々の人生を変容する助けになっているのだ。

組織だった論述の便宜《べんぎ》として、私は体と心と精神を区別した。しかし、実際には、それらの分かちがたい部分が渾然一体《こんぜんいったい》となって、不可思議な人間の状態がつくられている。

個々の感情問題の議論を始める前に、以前に考察したストレス反応と感情的な反応の間の点と点をつないでおきたい。前にも紹介したバッファローに、ここでもう一度、登場してもらおう。

バッファローたちは、ライオンが待ち伏せしているところへ歩いていく。彼らがライオンの臭いを感じ取ると、「恐れ」が叫び声を上げる。「逃げろ！　逃げろ！」安全な距離まで必死で走る。

気がつくと、子供がいない。逃げ遅れたようだ。今度は「怒り」が叫び声を上げる。「行け、子供を取り戻せ！」子供においては、「絶望」がささやきかける。「じっとしていろ！　動くな！」感情とストレス反応は互いに縒《よ》り合わさっている。それらが一緒に働くときは、うまく働く。

不安や怒りのような感情は、それが特定の問題に向けられており、しかも短期間である場合に、最もよく働く。そのような場合の不安や怒りは、油断ならないもの、恋や仕事のライバル、人生の再考や再編を必要とする深刻な損失などといった、特定の危険を知らせる重要な警報ベルとして役立ちうる。

そのような知的な感情は、数百万年の進化の輝かしい産物であり、哺乳動物の間で最も高度に発達している。最近では、高い感情的知性をもつ人は非常に有利であると、理解されるようになった。高い感情的知性とは、自分や他人の感情を認識して自分の感情を上手にコントロールできる能力のことである。反対に、このような技術をもたない人は非常に大きな不利を被《こうむ》ることになる。

たとえば、感情が強すぎたり、長く続きすぎたり、不適切に表現されたり、間違った方向に向いていたりといったように、うまく働いていないときには、悲惨なことになる可能性がある。そのような理由から、私は、どんなものであれ、感情的な苦痛や機能不全を軽減する新しい方法を、特に本質的に有害な副作用のない超越瞑想のような方法を、採用するのである。

以下、この章では、こうした感情問題の苦痛と超越瞑想によって得られた救済の話を語る。

では、現代にはよく見られる、人を無力にする不安という病気を患《わずら》った三人の傑出《けっしゅつ》した人たちの話から始めよう。不安とは、脳の警報ベルが、その有益な役割を果たした後も、いつまでも鳴り続けている状態である。

この章の三人の賢明な男性たちには共通点がある。全員が五十代か六十代であり、それぞれの専門分野で大きな成功を収めている。全員が一九七〇年代に超越瞑想を学び、それ以来ずっと続けている。全員が瞑想を始める前にある程度の不安を患っていた。そして、全員が、症状が大きく改善して人生が変わったのは超越瞑想の効果だと認めている。

しかし、彼らの物語にはいくつかの重要な点で異なるところもある。

「いままで出会った人の中で最も神経質な人」が見つけた本物

ウィリアム・スティックスラド（略称ビル）は、ワシントンＤＣ地域で最も成功した著名な神経心理学者の一人である。彼は大きな診療所をもっており、そこで多くの心理学者たちを監督している。部下はみんな彼を尊敬している。私が幸運にも彼と知り合いになれたのは、たまたま彼と協同で仕事をする機会があったからだ。

しかし、バークレーの英語学博士課程の学生だった頃の彼を知る人たちは、誰一人として、彼の成功を予測できなかっただろう。当時の彼は非常に不安で自信がなく、半年もたたないうちに退学してしまった。心配のあまり、自分の論文を提出できなかったのだ。それから、タイピングの仕事も首になった。タイピングができなかったからではない。彼の悩みや落ち着きのなさが、他の人たちまでも不安にさせたからだ。

ビルの不安はさまざまな仕方で肉体面に現れた。たとえば、映画館にいるときに、彼の足はものすごい速さで床をたたいた。隣に座っている人が「やめてもらえませんか。迷惑です」と言うほどだった。また、顔面のチックも現れた。何をやっても注意が持続しない。座って十五分もたないうちに、席を立って気晴らしをしなければならなかった。

彼は昔を振り返って次のように言う。「私はいつも人間関係に不安を抱えていました。友だちはたくさんいましたが、泊まりのキャンプに行くのは絶対にいやでした。小学校入学後の最初の一週間は、ずっと泣いてばかりでした。周りは知らない子供ばかりで、なかなか友だちができませんでした」

超越瞑想のことを聞いたときには、ビルの症状はほとんど絶望的になっていた。実際に、超越瞑想を習う前の三ヵ月間には、二人の人から別々に、「あなたは、いままで出会った人の中で最も神経質な人だ」と言われた。それから、奇跡のようなことが起こった。習った後の最初の超越瞑想で内側に安らぎを感じて、「これは本物だ」と思った。何か非常に大切なものを発見したと直感的にわかった。そして、家に帰ってもっと超越瞑想することが待ちきれなかった。毎朝、目を覚まして超越瞑想をするのが楽しみになった。

超越瞑想を一ヵ月ほど続けると、足の動きが止まり、顔面のけいれんも消えた。数ヵ月後には、一度本を読みはじめたら二時間ぐらいは一気に読めるようになった。途中で立ちあがって、動き回りたいという衝動は感じなくなった。

すでにビルの人生は、はっきりとわかるほど改善していた。さらに三年ほど超越瞑想を続けるうちに、次第に気持ちが落ち着き、自信がもてるようになってきたので、大学に戻って以前とは違う心理学を研究することにした。ビルはいまも一日に二回の瞑想を続けている。そして、超越瞑想が彼の人生に与えた影響を表すのに、まったく迷うことなく「変容」という言葉を使う。

私は最近、ビルの六十歳の誕生パーティに招かれた。彼は家族や何十人もの友人に囲まれて上機嫌だった。彼は彼のロックバンドのメンバーと一緒にエレキギターを弾《ひ》きながら、昔のメロディーをいくつか歌った。

私は彼が歌っているすぐ近くの席で見ていたが、顔面のけいれんも足の動きも（音楽に合わせた動きは別として）まったく見られなかった。仮に、そのとき彼が社交や演奏の不安をいくらか感じていたとしても、それは専門家である私の目をすり抜けてしまうほどかすかな不安でしかなかったのだ。

パニック障害を乗り越える

ティム・ペイジは長年、ワシントンポストの音楽評論家であった。一九九七年には、その明快で啓蒙的《けいもうてき》な批評が評価されてピューリッツァー賞を獲得した。

ティムが最初に超越瞑想のことを聞いたのは六〇年代のはじめであったが、実際に習って始めたのは一九七五年だった。そのとき彼は二十一歳で、コネチカット州の小さな町の大学生だった。当時彼は、「とてもひどいパニック発作」に苦しんでいた。

その発作は、時には救急救命室に運びこまれるほどひどくて、そのたびに医師たちは精神安定剤を静脈に注射して彼を落ち着かせた。彼はどこにいるときでも、ドアの近くに座らなければ安心できなかった。バスに乗るのは、ほんの数分間しか耐えられなかった。だから、大学生なのにどこへ行くにも母親に車で送ってもらわねばならず、恥《は》ずかしい思いをしていた。

ビルと同じようにティムの場合も、不安が彼の体に影響を及ぼした。背中を丸めて歩き回っていたので、いつも肩に力が入っていた。超越瞑想を習おうと決める前には、絶望感を感じていた。彼の母親もまた同様であった。母親はどんなに喜んでわが子のために瞑想の受講料を支払ったことか。

しかし、もともと懐疑主義者だったティムは、超越瞑想の説明を聞いても何も魅力を感じなかった。「ばかげた話」としか思えなかった。ＴＭ教師が行う、瞑想の先生方の伝統に果物とハンカチを捧げて感謝の気持ちを表す儀式にも「少しも感動しなかった」。なぜ自分のマントラを他人に明かしてはいけないかという理由についても、うさん臭い話だと思っていた。

最初のレッスンを受けたときにも、「僕にはあまり効果はなさそうだ」と思った。しかし、それは間違いだったことがすぐにわかった。彼は最初の瞑想の体験を次のように述べている。

マントラを思いはじめると肩が下がりました。超越瞑想を習う前はずっとひどい状態でした。不安がいっぱいで、僕はパニック発作の見本みたいな人間だったのです。マントラがかすかになって自然に心の中に入っていくようになったときでした。はじめは信じられなかったのですが、ほんの一分か二分のうちに肩が下がっていたのです！　誰かが三十分間手伝ってくれたとしても、そんなことは起こらなかったでしょう。でも、突然に、信じられないほど自然で安らぎに満ちた何かに入りこんだようで、本当に驚きました。

彼は、二月のその日から次第に瞑想の効果が大きくなっていくのを体験した。彼にとって、それは「とても大きな変化」だった。

私は母に車で大学への送り迎えをしてもらっていました。不安の発作がいつ起こるか心配で、あまり長い距離は歩けなかったからです。片道八〇〇メートルぐらいしかないのに、歩けるとは思えませんでした。それが、突然歩けるようになりました。

超越瞑想は、いろいろな恐ろしい状況の中で自分をリラックスさせる方法を教えてくれました。たった八ヵ月で、私は自分の影におびえているコネチカットの少年から、ニューヨークに一人で住んで地下鉄などの大都市のさまざまな混沌《こんとん》を相手にしている大学生に変わりました。

必要なときにすぐに自分をリラックスさせるのに、この超越瞑想はたいへん役立ちました。実際に、地下鉄の中で超越瞑想を始めたことも何度かありました。そうすると、すぐにその場で落ち着くことができました。最終的に、どんな状況でも自分をリラックスさせられるようになりました。

自分がどんな混沌の中にいても、それを通り抜けさせてくれる力のようなものに自分を合わせられます。私はよく人に、一九七五年の二月一日は自分の二度目の誕生日だと言います。宗教的な意味でそう言うのではありませんが、その日に本当に生まれ変わったように感じるのです。

ティムはいまでも一日二回の超越瞑想を続けている。ときには、地下鉄やタクシーの中といったような「たいへん奇妙な所」で瞑想することもある。一年に何回かは瞑想を抜かしてしまうこともあるが、一度も瞑想しないで一日が過ぎてしまうことはない。瞑想を抜かしてしまった日の夜は、いつもよりよく眠れないという。

いまでは、急な不安を静めるのに瞑想を利用することはなくなった。その必要がなくなったからだ。全体的な不安レベルが、自分で制御できる範囲にまで下がった。丸まっていた背中も、超越瞑想を始めてからは、もう丸まらなくなった。ティムは現在の瞑想の効果を次のように話した。

超越瞑想は、「(緊張した)自分からの休暇」とでもいうようなものを与えてくれます。エゴイズムとか、自分を困らせるようなさまざまなものがなくなります。その日がたいへん忙しくて誰かに向かって大声で叫んだり、仕事の締め切りが迫っていたりしても、一日の終わりに体験するとても自然なあの平安の中にそっと入っていく感じは、たいへん大きな助けになります。また、これはどういうわけか、自分自身を肯定できるようにしてくれる方法にもなっています。

ティムは現在、南カリフォルニア大学で音楽とジャーナリズムの教授をしている。彼は一九冊の本を編集したり書いたりしているが、その中には最近書いた『パラレル・プレイ（*Parallel Play*）』という回顧録もある。

怒りが消えた

デヴィッド・リンチは、米国の著名な映画監督、画家、写真家である。彼は超越瞑想を長くやっているので、瞑想を習う前にどれほどひどい状態にあったかはほとんど覚えていないという。

私は悩みや心配がいっぱいで、幸福ではありませんでした。いつも怒ってばかりいて、自分の内側にはさまざまな否定的な事柄が泳ぎ回っていました。私は幸福であってもよいような所にいましたが、それは表面的な幸福にすぎませんでした。「真の幸福は外側にはない。真の幸福は内側にある」私はこうした言葉を知っていました。そして、自分は幸福であってもよいのに、内側では幸福でないと気づいたときに、瞑想に興味をもちはじめたのです。

デヴィッドは、彼の著書『大きな魚をつかまえよう』の中で、怒りやうつといった自分の否定的な感情を「息を詰まらせるゴム製の道化服」と表現している。なぜなら、「息苦しいし、ゴムのいやな臭いがする」からだ。

精神科医に相談すると、心理療法を受けると創造的な才能が損なわれるかもしれないと言われた（私も精神科医であるが、このアドバイスには賛成できない）。そこ《そこ》で、心理療法は受けないことにして、その代わりに超越瞑想を選んだ。彼は最初の瞑想とそのときに受けた印象を次のように述べている。

最初の超越瞑想をしたとき、この内側の至福が非常に力強く現れてきました。濃い幸福感が溢《あふ》れ出てきました。「これだ！」と思いました。探していたものがそこにあったのです。それから、あらゆることがよくなりはじめました。何をしても、以前よりも愉快で楽しくできるようになりました。あらゆることが改善していきました。

怒らないようにしようと考えたのではありません。ただ怒りがどこかへ行ってしまったのです。聞いたところでは、この超越が溢れはじめるときには、自分では気づかないうちに怒りが消えていくそうです。最初に気づくのは、私たちの近くにいる人たちだというのです。それは当然なことのように思えます。私たちはただ幸福になるのであって、それをどうすることもできません。ただ幸福になるだけですから。

超越瞑想を始めて二週間ほどたったときに、妻がやってきて「何かあったの？」と言いました。私は妻が何のことを話しているのかわかりませんでした。すると、妻は言いました。「怒りよ。あなたの怒りはどこへ行ったの？」怒りが消えた恩恵を受けたのは妻でした。このように、超越瞑想の教師が言うように人間関係がよくなります。

マハリシはいつもこう話していました。あなたが超越を表面までもってきても、他の人たちは相変わらず粗野《そや》な話や間違った行動を続けているかもしれない。しかし、あらゆる種類の愛や寛容の気持ちがわきあがってきて、物事を大きな視点から見られるようになる、と。ですから、人と喧嘩《けんか》をするようなことにはなりません。ただ、以前と同じようには反応しなくなるのです。相手はそのような人であり、それでいいのだと思えるようになります。このように、あらゆることが変わります。

自分の人生が苦しみの人生から幸福の人生へと変容したのは疑いなく超越瞑想のおかげであると、デヴィッドは思っている。彼はそれを、病気の木が元気になるのに譬《たと》える。

私は木の譬え話が好きです。たくさんの小さな葉が弱っていて、それを元気にしたいとしましょう。もし、表面に働きかけて、一枚一枚の葉の世話をするとしたら、それはたいへん困難な仕事です。やっと一枚の葉を元気にしたときには、他の葉がみんな黄色や茶色に枯れてしまっているかもしれません。熟練した園芸家は、葉のことは心配しません。それが秘訣です。

彼は木が弱っているのを知っています。ですから、根に栄養を与えます。深いレベルに働きかけます。そのようにすることで、弱っている木の全体を完全な状態に変えます。すべての葉が元気になります。すべての枝が強くなります。「根に水をやって、果実を楽しみなさい」これは、マハリシが五十年以上にわたって言い続けてきたことです。

木についてのこの話を聞くと、怒りを抑えられなくて困っている患者たちを相手に何年もやってきた仕事を思い出す。これまで、このような問題には認知行動療法と呼ばれる方法が用いられてきた。この療法では、怒りの想念や感情や行動が生じてきたときに患者がそれを認知してコントロールできるように、また、何が怒りを引き起こしたのかを理解できるように助けようとする。この治療法はある程度までは効果があるが、怒りを認知して制御するという過程は多くの患者にとっては簡単ではない。したがって、家での練習も次第に怠《おこた》りがちになる。この方法は、うまくできれば効果があるが、どこか「葉に元気な色を塗っている」というような表面的な感じがする。

私は、怒りの問題を抱えている患者には超越瞑想を勧めることが多い。「根に水をやる」ほうが簡単にできて、しかも効果的だと思うからである。いまのところ、患者からの報告は上々である。この有望な代替的または補完的な怒りのマネジメントテクニックに関するデータをもっと集めたいと思っている。

デヴィッドはこうした大きな変化をもたらす効果をもっと大きな規模で分かち合いたいと願って、デヴィッド・リンチ財団を立ちあげた。この財団は、たとえば大都市の貧困地区の学校の生徒たちや、ＰＴＳＤ（心的外傷後ストレス障害）を抱えている退役軍人など、放っておけば超越瞑想を学ぶ機会がないと思われるような人たちが超越瞑想を学べるように支援している。前者については、第八章で詳しく述べることにする。ＰＴＳＤについては以下に述べよう。

帰還兵のＰＴＳＤ

最近のニュースで盛んに取りあげられている不安障害の一つの形が、ＰＴＳＤである。これが話題になっているのは、イラクやアフガニスタンからの帰還兵の中に驚くほど多いからである。

ＰＴＳＤの治療にかかる人的および財政的コストは莫大である。最近の推計によると、二〇〇一年から二〇〇八年の間にこれら二つの国に派遣された米軍一六四万人のうちの七分の一がＰＴＳＤの基準を満たしている。

これらの退役軍人の半数は、自分の症状を改善するためにいかなる援助も求めていない。おそらく、精神病というレッテルを貼られるのは屈辱的《くつじょくてき》だという思いからだろう。また、援助を求めた人たちの半数は、十分な治療を受けられないままでいる。

戦闘に関係するＰＴＳＤは、衝撃的な出来事を体験あるいは目撃した軍の兵士や請負人に発症する。ＰＴＳＤの犠牲者は、不安、過度の警戒、過度に驚きやすい傾向、悪夢、衝撃的な出来事のフラッシュバック、不眠、怒りの爆発、引きこもりなど、当人を無能にするような多くの症状に悩まされる。これらの症状のいくつかは、一生続くかもしれない。

私はベトナムからの帰還兵にこうしたＰＴＳＤの症状を見た経験がある。最近のニュースでは戦闘から生じるＰＴＳＤに焦点が当てられているが、この精神障害はレイプや強盗の体験など、いかなる衝撃からも起こりうる。九・一一を体験した人たちの多くはこの障害をもっている。たとえば、ボンという大きな音を聞くだけで、彼らはグラウンドゼロに引き戻されるのである。

最近、私は同僚たちと一緒に、イラクで戦った米国の帰還兵たちのＰＴＳＤに対する超越瞑想の効果を調べる予備的調査を行った。五人の若い男性兵士に超越瞑想の仕方を学んでもらい、二ヵ月にわたってその効果を報告してもらった。トラウマの影響を測定する標準的な検査に対して、全員からたいへん好ましい結果が得られた（注22）。

次に、二人の帰還兵の話を紹介しよう。

苦痛をぬぐい去るために飲酒

トッドは、ハンヴィー（高機動多用途装輪車両）の機関銃射撃手としてイラクに派遣されたときには二十代前半だった。すべてがうまくいっているように見えるときでも、彼の仕事は恐ろしいものだった。多くの仲間たちと同じように、ＩＥＤ（即席爆発装置）をいつ踏むかわからなかったからだ。踏んだらどうなるか、彼は何度かじかにそれを見て知っていた。

あるときには、親しかった同僚のバラバラになった体を集めなければならなかった。またあるときには、自爆テロの車に残っていたＩＥＤが爆発したこともあった。トッドたちの小隊は呼び出され、吹き飛ばされたイラク人たちの死体を片づけなければならなかった。こうした出来事が七ヵ月の間に立て続けに起こった。

それから、地雷の温床《おんしょう》として有名な道路を一緒に偵察するように小隊長に命令された。トッドはハンヴィーの上部の銃座で周りを見張ったが、小隊長がこの必要でもない危険な仕事を命じたことに怒りを感じた。そして、いまも怒りを感じている。なぜなら、十分に予測できたように、ハンヴィーが地雷を踏んだからだ。

一人の兵士は、車両から投げ出されて背中に傷を負った。小隊長は頭を打って気絶した。幸いにも、トッド自身の体にけがはなかったし、誰も死なずにすんだ。しかし、心理的にはその日が転換点となった。小隊長に対する怒りが罪の意識と混じり合った。なぜなら、地雷を見つけられなかったのは自分の責任だと思ったからだ。バラバラになった死体を片づけた記憶が、自分も吹き飛ばされるかもしれないという恐怖と重なり合った。ＰＴＳＤの種が蒔《ま》かれたのはこのときだった。

よくあることだが、ＰＴＳＤの症状が現れるようになったのは、トッドが帰還してからだった。夜によく眠れなくなった。夢の中で戦場に引き戻された。朝起きたときには、汗びっしょりで心臓がドキドキしていた。日中にもびくびくして落ち着きがなく、何でもないことにも驚いた。

ワシントンＤＣの道路を運転しているときには、路面のくぼみを通るたびに地雷を踏んだかのようなパニックと恐怖を感じた。母親が病気で入院していたときには、見舞いに行くこともできなかった。病院に行くと実際に吐き気がした。けがをして入院している人たちを見ると、切断された死体の記憶がよみがえるからだった。あたかも、いやな記憶が思い出されるのを待ち構えているようだった。

トッドはそれをぬぐい去るために、一日中ウオッカを飲むようになった。それは苦痛を和らげてはくれたが、人生をうまく生きていくことはできなくなった。

ラジオで超越瞑想のことを聞いたとき、失うものは何もないからやってみようと決めた。大きな期待はしなかったが、試してみる価値があるように思えたのだ。その結果はどうだったか？ほとんどすぐに、超越瞑想のおかげで気持ちが落ち着き、不安が少なくなり、よく眠れるようになった。悪い夢もほとんど見なくなった。以前のようにびくびくしなくなり、路面のくぼみを通ってもパニックにはならなくなった。お酒も一人では飲まなくなった。

ガールフレンドは、彼が以前よりもずっと落ち着いていることに気づいた。彼女は、彼が前よりもずっとまともに生きるようになったと感心した。離れかけていた二人の関係は改善した。トッドは地元の大学に入学して、心理学の勉強を始めた。

超越瞑想が人生に与えた影響を、彼は次のように述べている。

超越瞑想は僕とガールフレンドの関係を改善するのにたいへん役立ちました。PTSDの症状だけでなく、頭の中が整理されて、人を思いやることができるようになりました。心が広くなったように思います。優先順位を考えて、重要ではないことを頭の中から取り除くことができるようになりました。

超越瞑想は学校の勉強の助けにもなりました。実際に成績が上がりました。注意がそれてもすぐに元に引き戻し、勉強に集中できるようになりました。以前は、授業が終わるとすぐに他のことを考えはじめていました。このように、超越瞑想のおかげで、頭の中を整理して物事の優先順位をつけ、全体的に落ち着いていられるようになりました。以前よりも快適です。体全体が快く感じられます。

自分が「壊れてしまった」

デヴィッドは、第一〇一空挺《くうてい》師団の一員としてイラクに派遣された。到着した彼が見たのは、「戦争で引き裂かれた国」だった。「道路のあちこちに血が流れた痕《あと》があり、爆弾で吹き飛ばされた車両が転がっていました。火薬の臭いも残っていました。それが僕の心に突き刺さった最初のものでした」

彼の分隊がパトロールに出かけるようになると、銃撃や迫撃砲の的にされるようになった。その頃から、彼の心は現実から乖離《かいり》して無感動の状態に入りはじめた。どういうわけか、何もかもがどうでもよくなった。毎日が危険であると理解はしていたが、その危険にほとんど、あるいはまったく反応しなくなった。たとえば、分隊長がロケット弾で死にそうになったときには、次のように自分に言い聞かせてその衝撃を最小化した。「まあ、少なくとも彼は死んだわけではない。生きているんだ」

おそらく、彼は無感動になることで任務を続けられたのだろう。多くの人たちはそうした無感動の時期が長く続いた後でPTSDを発症するのだが、デヴィッドの場合はそうではなかった。

分隊長がけがをしたすぐ後に、兵舎の外で大きな爆発が起こった。彼が「壊れてしまった」のはそのときだった。砲撃の音が聞こえた。閉じたまぶたを通して、太陽を直接見つめているかのような眩《まぶ》しい光の炎が見えた。

「その爆発は死の音のように聞こえました」四〇メートルほど離れた所で五〇〇キロの爆弾が炸裂して、窓やドアが全部吹き飛んだ。「友人たちが血を流しながら運ばれていくのが見えました。シャツから汗のように血が滴《したた》り落ちていました。みんなが一斉にやられたので、いっそうリアルになったと思います。みんな同じ家族のようにしていましたから」

デヴィッドはいつも自分から願い出て任務に出かけていって戦う「ガンホーな兵士」だったが、その熱意が消えた。「ただ生きていたい。家に帰りたい」と思うようになった。

家に帰って二、三ヵ月したときに、デヴィッドはＰＴＳＤを発症した。以前はいつも「いいやつ」だった彼が、突然、怒りを抑えられずに爆発させるようになった。些細《ささい》な挑発にも我慢できずに人を攻撃するようになった。

「僕はいつも怒りを爆発させていました。正気ではありませんでした。戦争で体験したあらゆることが僕の怒りの中に顔を出し始めました」ガソリンスタンドの臭いを嗅ぐと、燃えているゴムの臭いを思い出した。そして、「突然、心臓が高鳴りはじめました。僕は緊張し、周りを見回し、ひどく興奮した状態になりました」こうした状態は「パニック発作」と呼ばれるのだと、彼は後で知った。

彼は「連続的な興奮状態」になっていた。眠りは小さな物音がするたびに妨げられた。アパートの建物のどこかでドアが開いたり閉まったりして空気がわずかに動いただけでも、大きな爆発の記憶がよみがえり、その後は何時間も眠れなくなるのだった。

精神科医の処方してくれる薬は多少は助けになるだろうと思ったが、やはり飲みたくなかった。

「薬は僕の人格を奪いました。創造性がなくなりました」しかし、薬をやめると、再び、人生で起きていることから切り離されているように感じた。彼は生存者の罪悪感に強く苛《さいな》まれた。「どうして僕だけ生き延びたのだろう？　僕に生きる価値があるのだろうか？」と悩んだ。自動車で大きな自損事故も起こした。

ちょうどその頃、彼は私たちの行っていた超越瞑想に関する調査に参加した。その結果を、彼は次のように述べている。

　超越瞑想を始めてみると、次の超越瞑想が楽しみになりました。朝の超越瞑想が終わると、「ああ、夕方の超越瞑想が待ち遠しい」と思うようになりました。なぜなら、少なくとも超越瞑想中の二十分間は、そしてその後の十分ぐらいは、不安がなくなり自分自身でいられるからです。僕はそういうふうになりたかったのです。

デヴィッドは、八ヵ月間超越瞑想を続けたいまでは、落ち着いており、人生を愛し、ますます自分が自分自身と繋《つな》がっていると感じている。健全な自己愛も育ってきた。以前には自分の命を軽んじて無謀《むぼう》なことをしていたと、いまでは認められるようになった。注意深くなり、もっと自分を大切にするようになった。眠りも改善された。他人を以前のようには疑わなくなった。

彼は超越瞑想にたいへん感銘を受けたので、この瞑想がカリキュラムの一部になっているマハリシ経営大学に入学した。超越瞑想に関して彼は言う。「超越瞑想は僕の人生を完全に取り戻してくれました」

不安、鳴りやまない警報器

ビル、ティム、トッド、二人のデヴィッドが述べたように、不安はありふれたものであるが、場合によっては人を無能にするものでもある。

深刻な不安は、臨床医たちが「不安障害」と呼ぶ病気の症状かもしれない。この病気は米国のおよそ四〇〇〇万人を苦しめており、そのコストは年に四六〇億ドルを上回ると推定されている。実際に、こうした病気の治療費は、米国の精神衛生全体のコストのほぼ三分の一を占めている。

不安障害にはさまざまな形態があり、それらは一緒に発症することが多い。たとえば、ビルは全般性不安障害だったように思われる。ティムはパニック障害だった。これは、彼の場合のように、パニック発作を恐れて外出できなくなる広場恐怖を引き起こすことが多い。

デヴィッド・リンチの場合は、よくあることだが、不安とうつの症状が混じっていたようだ。二人の退役軍人は、もちろんＰＴＳＤであり、これも不安障害の一種である。

これらの人たち全員に共通するのは、警報システムが過敏になっていることだ。前章では、高血圧や心臓血管系の病気など、ストレス反応から生じる体の病気の例を見た。しかし、ストレス反応は脳にも影響を与える。脳は緊急事態に気づいて、私たちに闘争逃走反応のような適切な行動をとらせる。

脳の警報システムは、正常に機能しているときには、本当の危険によって起動し、必要なだけ継続して、命を救ってくれるかもしれない。しかし、この章で紹介したような不安障害の人たちは、警報システムが働きすぎている。

ビルの場合（全般性不安障害）は、警報ベルがずっと鳴り続けているために、自分の知的能力よりもずっと簡単なことにさえも対応できなくなっている。

ティムの場合（パニック障害）は、突然、理由もなく、大きな音で警報サイレンが鳴りはじめる。彼はそれに圧倒されて麻痺《まひ》状態におちいり、外に一人で出かけることができなくなる。

デヴィッド・リンチの場合は、ぶつぶつ不平を言う不愉快な警報シグナルがいつも聞こえていた。そのために、心の中に悩みがいっぱいで幸福な気持ちになれなかった。

PTSDを抱えた二人の退役軍人の場合は、彼らの警報システムの調子を狂わせたのは、言うまでもなくイラクでの大きくて重いトラウマだった。彼らの警報サイレンは、最初のうちは人を無感覚にさせるような静寂《せいじゃく》を保っていた。そのおかげで彼らは戦場にいて任務を続けられたのだが、やがてフラッシュバックという形で、あるいは、戦場に戻っているという悪夢という形で、昼も夜も四六時中叫びはじめた。フラッシュバックは、タイヤが道路の窪《くぼ》みに当たるというようなな何でもない出来事によって引き起こされた。

不安が人に与える損害の感触を得るためには、次のような状況を想像するとよいだろう。消防署で、実際には火事が起きていないのに、緊急出動を要請する警報が一日中鳴り続けている。不安障害の患者の生活とはそのようなものだ。

彼らは警報によって神経をすり減らされ、自分の才能を使って生産的な生活を楽しむことができなくなってしまう。さらに悪いことには、私の患者たちが話してくれたように、たくさんの警報ベルの中でどれが本当の危機を知らせるものかがわからなくなってしまう。

オオカミが来たと何度も叫んでいた少年は、本当にオオカミが来たときにも信じてもらえなかったという昔話がある。扁桃体《へんとうたい》がその昔話の少年のようになってしまう。その結果、不安障害の人は四六時中、緊急事態に脅《おび》えていることになる。したがって、こうした警報ベルをほとんどの時間は解除しておいて、本当に必要なときにだけ鳴るようにするテクニックが重要となるのである。

超越瞑想と心理療法の明らかな差

デンバー・ベト・センターのジェイムズ・ブルックスとトマス・スカラノは、ＰＴＳＤのベトナム帰還兵一〇人に超越瞑想を学んでもらった。また、別の同じような八人の帰還兵には、当時の一般的な心理療法を受けてもらった。

三ヵ月後に、ＴＭグループ一〇人のうち七人は、退役軍人センターからの援助はこれ以上必要ないと述べた。それに対して、心理療法グループにはほとんど改善が見られなかった。調査に参加した人数は少なかったが、超越瞑想と心理療法の差は統計的に有意であった。こうした初期の調査結果は、たいへん期待できるものである（注23）。

もっと広い観点から見ると、特性不安（不安になりやすい傾向）の治療法としての超越瞑想に関しては、多くの調査が行われてきた。たとえば、スタンフォード大学のケネス・エプリーの研究チームは、超越瞑想を含むさまざまなリラクゼーションテクニックの特性不安への効果を調査した一四六件の研究のメタ分析を行った。

超越瞑想以外の方法は、バイオフィードバック、漸進的筋弛緩法《ぜんしんてききんしかんぽう》、超越瞑想以外の瞑想法などであった。その結果はどうだったか？　超越瞑想以外のテクニックの効果はどれも同じ程度であったが、超越瞑想の効果は平均よりも有意に大きかった。それに対し、集中を要する瞑想法の効果は、平均よりも有意に小さかった。

メタ分析の結果は、効果量によって表されることが多い。効果量を使うと、個々の調査間のばらつきを考慮に入れた効果の大きさを表すことができるからである。エプリーのメタ分析では、超越瞑想の効果量は〇・七（〇・八であれば効果が大きいと考えられる）、リラクゼーション・テクニックは〇・四（〇・五が平均）、他の瞑想法は〇・二八（〇・二は効果が小さいと考えられる）であった。

この結果は、さまざまな不安の問題を抱えている人たちにとって超越瞑想が助けになりうることを、また、薬を使わない他の方法よりも効果的でありうることを、強く示唆《しさ》している（注24）。私はこの章で紹介したような話に勇気づけられて、不安障害の患者たちに超越瞑想を勧めはじめた。ヘンリーもその一人であった。彼は若い男性であったが、人生の大半を彼を無能にするような不安の中で生きていた。薬で症状はいくらか緩和したが、副作用があるので薬はいやだとずっと思っていた。

超越瞑想のことを聞いたとき、彼はぜひ試してみたいと思った。そして、超越瞑想を習った後で、たいへんよくなったと感じた。それで、薬の量を大幅に減らしてみたが、気分が悪くなることはなかった。さらにその後で、彼は次のような「自分自身の対照実験」と呼ぶものを行った。しばらくの間、超越瞑想をやめてみる。すると、不安が戻ってきた。再び超越瞑想を始めてみる。すると、また不安が消えていった。私の体験から言うと、多くの患者が、自分が受けている治療法が本当に必要なものかどうかを知るために、このような「実験」を行っている。

この章で紹介した三人の賢い男たちと二人の退役軍人は、不安障害の人々が超越瞑想にどのように反応するかの代表例となるだろうか？　もし、なるとすれば、この瞑想を広く利用することによって、どれだけの苦しみと費用をなくせるか想像してみたい。

経済的な観点から見ただけでも、超越瞑想は他の治療法よりもずっと安上がりだ。第一に、費用がかかるのは最初に習うときだけだ。その後は自分でできるので費用がかからない。第二に、薬や医療サービスを利用せずにすむか、または最小限に減らすことができる。第三に、瞑想を続ければ、その効果が一生涯ずっと続く。それに加えて、超越瞑想には柔軟性がある。つまり、超越瞑想は特別な器具や施設を使わなくても、どこでも自分の好きな時間に行うことができる。

もっと多くの研究者たちが助成金を得て、心や体の病気に対する超越瞑想の治療効果を研究してくれるようになってほしいと、私は期待する。医療研究は助成金が得やすい分野である。もしかすると、本書の読者の中からも、将来こうした可能性を調査する研究者が出てくるかもしれない。

もっと早急には、調査研究などの一環としてＰＴＳＤの退役軍人たちが超越瞑想を利用できるようにする努力を、復員軍人援護局、資金調達機関、民間の慈善団体などにしてもらいたいと思う。

ＰＴＳＤに苦しんでいる退役軍人たちの数は何十万人にものぼる。また、現行の治療法は費用が高く、しかも効果が不十分である。いまこそ、これまでの治療法とは異なる、もっと安上がりの、しかも非常に期待できる方法を試してみるときだと、私は提案したい。

憤怒や敵意を抱えたとき

「傷害に対する報復の願望としての怒りは、どんな疫病《えきびょう》よりも大きな犠牲を人類に払わせてきた。怒ったときに心と言葉を制御できるのは、大きな能力の印である」――セネカ

超越瞑想が怒りを和らげるという例をこれまでに二つ紹介した。デヴィッド・リンチの場合は、超越瞑想を始めてたった二週間で怒りが消えたことに彼の妻が驚いた。もう一人のデヴィッドはＰＴＳＤの退役軍人であり、制御不可能な怒りを体験していた。しかし、その怒りも彼が超越瞑想を始めるとどこかへ消えてしまった。

怒りの抑制はあまりにもありふれた問題だが、いまの精神医療の分類によると、怒りそのものが単独で扱われることはない。おそらくそれは賢いやり方だ。なぜなら、病的な怒りは一般的な不安、うつ、躁《そう》うつ、ＰＴＳＤなど、他の感情障害と共存していることが多いからだ。

すべての正常な感情と同様に、適切な怒りは適切に方向づけられれば価値をもちうる。個人の

成長や社会の進歩を促《うなが》すには、怒りのショックを与えて揺さぶることが必要な場合もあるからだ。しかし、往々にして、私たちは自分自身の中に、あるいは他人の中に、過大な怒りや間違った方向に向いた怒りを見出すのである。

「敵意」という言葉で精神科医たちが意味するのは、全世界が自分を脅《おびや》かしているように見える心のあり方である。こうした防衛的な心の傾向をもっている人にとっては、想念や感情の中の怒りは必要な基本状態のように思われる。その人にとっては、それが外側からの脅威《きょうい》に対処する安全な方法であるのだ。

もちろん、怒りや敵意はあらゆる種類の人間関係にとって有害であり、夫婦や家族や職場に大きな損害を及ぼすことになる。前章で述べたように、怒りが身体の健康を損なうこともある。実際に、心臓発作を起こしやすい行動を調査していたある検査委員会は、敵意が高コレステロールや高血圧や喫煙と同じくらいに、またはそれ以上に有害であると結論した。

超越瞑想をしている人たちの話を聴《き》いていると、あまり腹が立たなくなったという話がよく出てくる。超越瞑想のおかげで過度な怒りがなくなり、それによって人間関係が改善し、生活の質が全体的に高まったという話が何度も何度も繰り返される。このパターンは、この後に続く章の中で紹介する話の中にも発見できるだろう。

私が好んで引用する『不思議の国のアリス』の中の次の詩は、盲目的で破壊的な怒りの特徴をよく表している。

「俺が判事だ。俺が陪審《ばいしん》だ」と、老獪《ろうかい》な「憤怒《ふんぬ》」は叫んだ。
「俺がこの訴訟の全部を裁いて、お前を死刑にしてやろう」

この詩の中の「憤怒」のように、現実世界の中の憤怒も、見境なく判事や陪審になって性急な判決を下そうとする。しかし、瞑想によって心が静まっていれば、激怒しようとする衝動は穏《おだ》やかになるだろう。

あるいは少しのイラつきさえも感じなくなるかもしれない。そして、挑発を受けたときでさえも、行動を制御できるようになるだろう。

第五章　多動性の人が別人に

でも、あの落ち着きのないフィルときたら
じっと座ってなんかいやしない。
モジモジ動いたり、クスクス笑ったり、
それから、ブランコみたいに体を揺すって
前へ後ろへとイスを動かすんだよ。

——「ランセット（*The Lancet*）」（英国の著名な医学雑誌）一九〇四年

注意力や集中力に問題がある人

ＡＤＨＤ（注意欠陥多動性障害）は、現代の学校では広く認められるようになった問題である。上に引用した詩は、医学文献上に現れたこの障害のおそらく最初の例であろう。

本章では、注意力や集中力に深刻な問題をもっている人たちにとって超越瞑想《ちょうえつめいそう》（ＴＭ）がどのように役立つのか、その可能性を検討しよう。

注意力や行動の有効性に対する超越瞑想の効果は、ＡＤＨＤをもつ人たちだけでなく、もたない人たちにとっても、大きな関心事である。なぜなら、集中力の維持、優先順位の設定、思考や行動の有効性は、「正常な」人たちにとっても問題になることが多いからだ。

はじめに、成功例を紹介しよう。

自信喪失と対人不安の悪循環を脱する

サムが自分の問題に気づいたのは、小学校二年生のときだった。授業中に興奮して話しはじめると、自分で止められずいつまでも話し続けた。教師はしばらくすると我慢できなくなって、彼を教室から追い出すか、または校長室へ行かせた。そうしたことが回を重ねると、サムはますます自分で自分をコントロールできないと感じるようになった。

当時を振り返って、サムは自分が非常に衝動的だったと認める。結果がどうなるかを考えてから行動することができなかった。最悪の問題は、サム自身が自信を失い、自分のことを大切だと思えなくなったことだった。

成功して何年もたってからも、子供のときに心に深くしみこんだ、自分の価値を認められないということの問題と格闘しなければならなかった。授業中の先生の話は、他のことに注意を奪われていたために、ほとんど頭に入らなかった。彼はいつも周りから離れた白昼夢の世界にいた。

少数の教師はサムには数学的な才能があると気づいたが、大多数の教師は見込みのない生徒だとさじを投げていた。教室の外では、衝動的にクラスメートとよく喧嘩《けんか》をした。そのために、友だちがほとんどできなかった。彼にとって学校は、教室の中も外も、悪夢のような所でしかなかなかった。

サムは、ＡＤＨＤの人たちとその家族によくあることだが、悪循環におちいった。

「それはいわゆる自己成就的な予言です。私が衝動的に行動すると、周りの人たちは私がいたずらをしていると思います。それで、私はもっと衝動的に行動することになります。小学校に入ったときには、社会的な発達が二、三年遅れていて、それがますます悪くなりました」

小学生のときのサムの対人不安はひどいものだった。近所の子供に出会うのを避けたくて、犬の散歩にも出ようとしなかった。

幸運なことに、両親はサムの問題を理解していて、彼を支えようとしてくれた。両親は彼を何度も転校させ、何人もの専門家の所へ連れて行った。両親は息子が幸福に生きられるように、できる限りの援助をしようとしたのだ。

サムは二年生のときにＡＤＨＤと診断されてさまざまな薬を処方されたが、どの薬も合わなかった。ついに中学三年生のときに、ＡＤＨＤの治療薬ストラテラが処方された。この薬の効果で集中力が増し、高校を卒業して大学に進学することができた。

しかし、不眠、不安、イライラという不愉快な副作用に悩まされた。その上、彼にとっての最悪の問題、すなわち小学校のときから続いている自信の喪失と対人不安は、まったく解決しなかった。

サムは高校を卒業してジョージタウン大学に入学した。この名門大学が学生たちに課す知的な要求に応えていくのは、どの新入生にとっても容易ではない。ましてや、不安、不眠、人づきあいに苦しんでいるサムにとってはなおさらであった。彼がとりわけ困難に感じたのは、またしても対人関係の問題だった。

「自分は外に出て行って、いつも楽しい時を過ごし、キャンパスで最もクールな学生でなければならない」というプレッシャーをいつも感じていた。キャンパスでは人間関係の潤滑剤《じゅんかつざい》としてアルコールがよく利用される。サムもアルコールに頼ろうとしたが、飲んだ日の翌日はきまって気が塞《ふさ》いで体調も悪くなった。

「これ以上薬に頼っても問題の解決にはならない、何か新しいことを試してみたい」と思っていたときに、大学で超越瞑想に関する調査が行われるという話を聞いた。喜んで参加を申しこんだ。

サムの場合は、効果はすぐには現れなかった。最初の六週間は、むしろ不安が強くなった。しかし、彼はＴＭ教師とよい関係を築き、その教師の指導によって瞑想をやめずに続けることができた。しばらくすると彼の中で何かが変化した。

不安が減少して、学業に集中して取り組めるようになった。人と楽に会話できるようになった。人の話を注意して聴《き》けるようになった。ストレスをあまり感じなくなり、イライラすることが少なくなった。コミュニケーションがうまくできるようになって、相手のよい友人になれるようになった。以前のように衝動的ではなくなり、自分に対して静かな自信がもてるようになった。

医師は四ヵ月にわたってサムが着実によくなっていくのを見守った。そして、彼が自分の中に見出した社会的な才能が再び失われないようにと、注意深くストラテラの量を減らしていった。それはサムにとってとても嬉《うれ》しいことだった。薬の効果は感じていたが、その副作用はなくしたいと思っていたからだ。

超越瞑想を始めてから三ヵ月から六ヵ月の間には、周りの人たちがサムの変化に気づきはじめた。両親は超越瞑想が息子を取り戻してくれたと感じた。以前のアルバイト先を訪問したときには、同僚たちはリラックスしているサムを見て驚き、まるで別人のようだと言った。

サムは、最初のうちは、超越瞑想のことを人には話さないほうがよいと思っていた。しかし、自分がますます快適になるにつれて、新しく発見した落ち着きと成功の秘密を周りの人たちと分かち合いたいと思うようになった。

集中力や優先順位を設定する能力が改善するにつれて、成績も向上した。彼は大学を卒業して金融アナリストになり、大手の金融会社に引き抜かれた。彼は彼のグループの中ですぐに頭角を現し、会社の中で上位五十番に入る優秀な金融プロデューサーになった。そのとき以来、他の会社も争って彼をリクルートしようとしている。

私生活の面でも、はじめて決まったガールフレンドができた。そして、間もなく結婚する予定だ。家族の誰かが口論を始めても、それに参加したいという気にはならずに傍観《ぼうかん》していられるようになった。

超越瞑想のおかげで健康も仕事も人間関係もよくなった。「私の人生は超越瞑想によって変容しました」とサムは言う。

自分自身の内側の闘いを克服するまで

スコットはシカゴの近くで開業している心理療法士である。注意力や集中力の問題をもっている人たちにとって超越瞑想がいかに役立つものかを、彼は仕事を通してよく知っている。多くのＡＤＨＤ患者と同様に、彼も物心ついたときにはすでにその症状があったという。しかし、それが大きな問題となって現れてきたのは、中学生になった十三歳のときだった。

「私はとても落ち着きがなく衝動的でした。頭が速く動きすぎて、焦点が定められませんでした」

スコットは大きなフラストレーションを抱えていた。「教室で座っているときには、イスを揺らしながら髪の毛を掻《か》きむしっていました。そのために、私の座った机の上はきまって髪の毛でいっぱいになりました」

当然のことながら、スコットは学校嫌いになった。とりわけ、誰も彼の問題を理解してくれなかったことがいやだった。教師たちは何度も彼の行動を咎《とが》めた。クラスメートたちも、彼がイスを揺するのをからかった。ドラッグを使っている一人の生徒は、「君はどんなドラッグをやっているのか」と尋《たず》ねた。その生徒は、スコットが他の少年たちが使っているドラッグよりも強いドラッグを使っているのではないかと思ったのだ。

多くのＡＤＨＤの人たちと同じように、スコットにも不安やうつなどＡＤＨＤに伴う他の問題があった。彼は知的才能に恵まれていたが、ＡＤＨＤに伴う学習障害があった。たとえば、単語のスペルや文法の規則がなかなか覚えられなかった。

残念ながら、リタリンなどの中枢《ちゅうすう》神経刺激薬を使う従来の治療法はほとんど役立たなかった。しかし、運のよいことに、彼には当時十八歳と二十歳のたいへん仲のよい兄たちがいて、彼らが超越瞑想を始めた。そして、兄たちは直感的にスコットにも超越瞑想が役立つだろうと思って勧めてくれた。それで、スコットは十三歳で超越瞑想を習った。

その結果は驚くべきものだ。超越瞑想を始めて一週間で、体を揺らすことも髪の毛を引き抜くことも完全にやめられた。まもなく、うつや不安もなくなった。

スコットは大学院まで進んで、博士号を取ることになった。論文の表題は「才能はあるが学習障害をもっている成人の性格の調査」というものだった。彼がこのテーマを選んだのは、彼自身の苦しみがそのような「認知と教育の苦しみ」だったからだ。「それは自分自身の内側の闘いでした。そして、学校はその闘いの悲しい戦場だったのです」と彼は言う。

成人してから負った頭のけがが問題を複雑にしたが、いまではすっかり回復して、グループセラピーを行う心理療法士として活躍している。同じ瞑想をしている女性と結婚して、家庭生活も幸福である。一つの課題に向けて注意を持続させ他の人たちを組織できるようになったのは超越瞑想のおかげだと、彼は言う。

「自分のストレスや不安のレベルを下げることで、集中できるようになりました。いろいろな出来事のドラマの中に巻きこまれずに、『いまはこれをする必要がある。あれは次にすればよい』というように仕事を進められるのです」

心理療法士となったスコットによれば、ＡＤＨＤの人たちには共通する二つの思考パターンがある。一つは、まったく異質の事実を一緒にしてしまう（または、それによって混乱してしまう）傾向。もう一つは、自分が興味をもったものに夢中になって集中しすぎることだという。

「それは幸運にも災《わざわ》いにもなります。災いというのは、無関係な二つの事実に注意を引かれて、望んでもいない方向に行ってしまうことです。また、何か重要ではないことに集中しすぎるのも災いです。幸運というのは、異なる事実を一緒にするという思考パターンから創造的で有益なものが生まれることです。強い集中力をそうした方向に向ければ、仕事がうまく進むでしょう」

スコットは、彼の心理療法を受けるすべてのクライアントに超越瞑想を勧めている。そのときに彼が強調するのは、この瞑想は万能薬ではなく、運動やよい食事や十分な睡眠のような他の健康的な習慣と一緒に行う必要があるということだ。

私もこの助言に賛成だ。一つの治療法が奇跡を起こすのを期待している場合には、小さいが非常に意味のある改善があったとしても、それを見落としてしまうことがある。本書の中で何度もお話しするが、超越瞑想は問題解決の重要な部分ではあるがすべてではないのである。

私の中の探究心が注目せずにいられないこと

サムとスコットの話が示しているように、ＡＤＨＤの人たちは注意力の問題だけでなく、不安、うつ、衝動的行動といった他の問題にも苦しんでいることが多い。そして、それらの問題は注意力の問題の背後でくすぶっていて容易には立ち去ってくれない。また多くの場合、ＡＤＨＤの人たちは、しばしば症状の一部となる「実行機能障害」のために、課題を成し遂げるのに苦労する。もちろん、サムとスコットの話は医学の世界にときどき起こる「説明できない奇跡」のようなものかもしれない。あるいは、よくなりたいという彼らの強い願望が強力なプラシーボ（偽薬《ぎやく》）効果をもたらしたのかもしれない。しかし、私はいくつかの理由から、こうした考えには説得力がないと思う。

サムは長年にわたって多くの治療法を受けたが、限られた効果しか得られなかった。しかし、その後で別の方法を試みたら、それが見事に成功した。このような話に、私は耳を傾けずにはいられない。また、スコットが述べた行動の変化は、普通には起こらないような急激な変化であった。

私の中の探究心が飛びあがってそれに注目する。ここではいったい何が起こっているのだろうか？　とりわけ、二人の変化は何年間も続いているのであるから、私たちはこの問題についてもっと多くを学ぶべきであると思う。それは私がこれまでに見たことのあるどのプラシーボ効果とも異なっている。

超越瞑想は他の人たちの助けにもなるのだろうか？　もしなるとしたら、そこにはどのようなメカニズムが働いているのだろうか？

不安が五〇パーセント減少した！

ある治療法の効果を判定する最も信頼できる基準は無作為化比較試験であるが、残念なことに、

ＡＤＨＤへの効果はそのような方法では調べられていない。しかし、ここにサリナ・グロスワルドとビル・スティックスラドらが行った有望な予備的調査がある。ワシントンＤＣ地域の十一歳から十四歳までの一〇人の生徒が学校で超越瞑想を習って、三ヵ月間、一日二回、十分間ずつグループで瞑想をした（注25）。

これらの生徒は、明らかに何か援助を必要としていたから選ばれた。ほとんどの生徒はすでにＡＤＨＤによく処方される興奮剤を飲んでいた。彼らのうちの三人は他の精神病薬も使用していた。このように、生徒たちの症状はけっして軽いものではなく、また、超越瞑想を続けた三ヵ月間というのもけっして長い期間ではない。しかし、効果は現れた。

サリナとビルは、特に二人の子供を思い出して話してくれた。ジョーは非常に落ち着きのない十二歳の男の子で、彼の教師はこれまでいちばんむずかしい生徒だと言っていた。彼には薬がほとんど役立たなかった。過剰な体のエネルギーを自制できるようにと、母親は彼を空手や体操の教室に連れていった。サリナとビルが調査を始める前にジョーに面接したときには、彼は質問に答えるよりも前に宙返りや空手の蹴《け》りを実演しようとした。

サリナが言うように、「じっと座っていることは彼のレパートリーではなかった」のだ。そのようなジョーに瞑想を教えるのは容易ではなかった。目を閉じていることさえむずかしかった。しかし、どうにかうまく瞑想できるようになった。そして、その結果は素晴らしいものだった。彼はついにじっと座って本を読めるようになったのだ。母親は大喜びした。彼の医師もたいへん驚いた。

もう一人は十四歳のマイクだ。彼は学校で毎日のように喧嘩をしていた。しかし、超越瞑想を始めて三週間目には、一度も喧嘩をしなくなった。校庭で誰かに挑発されたときにも、「ぼくはいま瞑想をしているんだ」と言って、相手にしないようになった。

別の少年もビルに次のように話したという。「超越瞑想を習う前は、廊下で誰かがぶつかってきたら殴《なぐ》り返していました。いまは、『こいつを殴ったほうがよいか、殴らないほうがよいか』と自分に尋ねるようになりました」

研究者の目から見た個々の生徒に関する話よりもさらに説得力があるのは、調査期間のはじめと終わりに測定した心理調査の結果である。注意力、うつ、不安のどの項目でも大きな改善が見られた。とりわけ不安の減少は印象的である。なんと五〇パーセントの減少だ！

この小さな予備的調査から得られたもう一つの驚くべき発見は、標準化された質問用紙で測定される複数の実行機能の大幅な改善である。生徒たちは、三ヵ月間の規則的な超越瞑想の後では、衝動を抑えて不適切な行動を自分で止められるようになり、自分の感情を制御《せいぎょ》できるようになり、課題に取り組み自分でアイデアを出せるようになり、自分の行動を監視できるようになった。

おそらく、最も重要な変化は、子供たちの作業記憶が改善したことである。作業記憶とは、課題を完成したり、何かを長い間忘れずにいたり、計画を立てたりするのに必要な、心の中に情報を保持しておく能力のことである。

作業記憶は、暗算したり複雑な指示に従ったりする、多くの段階を含む課題を達成するのに欠かせない能力である。実行機能を改善することは非常に困難であるとされている。したがって、もしそれを改善するようなテクニックがあるならば、それは教育者・保護者・生徒だけでなく、私たちすべての注目の的となるだろう。

簡単で、薬を使わない方法の可能性

サリナがはじめてこの調査を提案したとき、ビルは躊躇《ちゅうちょ》した。一九七〇年代にリラクゼーション・テクニックを用いた調査が行われたことがあった。その結果は、刺激剤は全体的に効果があるが、リラクゼーションはほとんど効果が期待できないというものだった。ビルははじめにその調査を思い出したのであるが、一方でこう考えた。

「超越瞑想は脳の異なる部分のＥＥＧ（脳波図）の同調を増加させるから、刺激剤と同じような作用があるかもしれない。だとしたら、実行機能のさまざまな面が改善する可能性がある」

当時、ビルはストレスがどのように認知機能を混乱させるかを研究していた。それで、次のような考えに至った。「何はともあれ、超越瞑想によってストレスが軽減すれば、注意力や実行機能も改善するかもしれない」

新しい治療法がうまくいっているかどうかの最初の印象は、患者をよく知っているスタッフの反応から得られることがある。たとえば、私が季節性情動障害の患者に光療法を利用しはじめたときの国立精神衛生研究所のスタッフたちのつぶやきが思い出される。同僚の一人が、治療を始めて一週間しかたっていない私の患者について言った言葉は、いまでもはっきりと記憶に残っている。

「ジョアンがどんな治療を受けているか知らないが、バラの花のような顔色をしているね」
何か価値のある新しい治療法が生まれようとしているという興奮がスタッフ全員に見られた。ビルもまた、彼の調査を始めて間もない頃に、学校の職員から同じような反応を受け取った。

学校に入ると、職員たちも超越瞑想が気に入っているのが明らかでした。「ああ、これは人生を大きく変えるものだ」と彼らも気づいたようです。学校の廊下を歩いている私たちを呼び止めて、「あの子たちが超越瞑想を始めてから、学校の雰囲気がすっかり変わりました」と言うのです。

私はそのときよくわかりました。グループの中の全員が毎日瞑想しなくてもかまわない。たとえＡＤＨＤのような複雑な問題を抱えている子供たちであっても、彼らが一日に二回超越瞑想をするだけで、学校全体に影響を及ぼすことができるのです。

発表した論文の中で、サリナたちは彼らの発見の重要な意味をいくつか指摘している。第一に、ＡＤＨＤの子供たちは、他の感情的な問題があったり刺激剤などの精神病薬を飲んでいたりしても、一日に二回、十分ずつの超越瞑想を行うことができる。このこと自体が驚きである。

超越瞑想は簡単に覚えられる。それに、他の瞑想法のように何かに注意を集中する必要がないので、ＡＤＨＤの人たちには特に適している。第二に、超越瞑想はＡＤＨＤに伴うことが多いストレスや不安やうつを軽減するように思われる。第三に、超越瞑想はＡＤＨＤの人たちに共通する実行機能の問題の助けにもなる。

これらの結論に私も賛成である。そして、ADHDのための現行の治療法に替わるものとして、あるいはそれを補うものとして、この簡単な薬を使わない方法の可能性に期待したい。サムとスコットの例で見たように、ADHDの治療に真っ先に使われる中枢神経刺激薬などの薬は効果がないかもしれないし、あったとしても部分的な効果にすぎない。

また、薬の副作用に耐えられない人たちもいる。私はADHDや実行機能の問題をもっている人たちを治療する臨床医《りんしょうい》として、比較対照研究が行われてその結果が出るまで待っていようとは思わない。なぜなら、超越瞑想を習うことにマイナス面はほとんどないし、それどころか、ここに紹介した例からもわかるように大きな成果が得られる可能性があるからだ。

もし、さらなる研究が行われてサリナとビルの発見が確認されるならば、それによって恩恵を受ける人たちはかなりの数になるだろう。疾病《しっぺい》管理予防センターによると、二〇〇三年には米国の学齢期の子供たちの七・八パーセント（四〇〇万人余り）がADHDの基準を満たし、その半分余りが薬を処方されたという。成人に関してはさまざまな推計があるが、子供とほぼ同じ割合の人たちがADHDに苦しんでいると考えられている。

実行能力が確実に向上

超越瞑想は人々の人生を変容しうる強力なテクニックだ。本書を書きはじめたときに、それはすでにわかっていた。私は実際にそうした変容を見ていたのだから。しかし、多くの人たちから話を聞いた後で、私がいちばん驚いたのは、感情の安定性や思考の質や行動の有効性に対する、つまり人々の実行能力に対する超越瞑想の効果である。

実行能力とは、私生活と仕事の両面において、人生の成功に欠かせない一群の能力のことを指している。何かを達成するためには、どのぐらい時間がかかるか、どんな材料が必要か、何が最も重要か、などといったことを予測できなければならない。

次に、仕事が完了するまで、必要な段階を順に辛抱強く遂行していかなければならない。実行機能に関して苦労している人たちは、これらの段階のどこかに問題がある。たとえば、仕事を始めるのを先延ばしにして、状況が切迫しないと始められなかったり、あるいは、仕事がなかなか前に進まず、そのうちに部屋の中がやりかけのプロジェクトで混乱状態になったりする。

実行機能には、自分の感情に正しく反応するという能力も含まれる。サムとスコットの例に見たように、ＡＤＨＤの人たちは欲求不満、怒り、不安、失望といった感情を制御するのが困難な場合が多い。彼らはこうした感情に心を奪われて、先を見通せなくなったり、課題に集中できなくなったりする。一つの課題に時間がかかりすぎて、叱責《しっせき》されるかもしれない。そうすると、感情が動揺して、仕事がよけいに進まなくなる。集中力の欠如と不安定な感情が互いを悪化させるという悪循環が起きる。

あるいは、実行機能で苦労している人たちは、不適切なときに感情を衝動的に口に出してしまうかもしれない。あるいは、「自分は本当にこれがしたいのか？」「いまが適切な時なのか？」と十分な時間をとって考えずに、反射的な反応をしてしまう。このような傾向は、仕事でも人間関係でも問題を引き起こす。

本書では、数ヵ月間超越瞑想をしたら、落ち着いて、優先順位を考えて、物事が上手に処理できるようになったという人たちの話をたくさん紹介している。このような報告は、その人の診断や環境や感情の違いに関係なく、あらゆる人たちから出てくる。

たとえば、前章で紹介したＰＴＳＤの退役軍人トッドは、超越瞑想によって自分の気持ちを落ち着かせることができるようになり、それによってガールフレンドとの関係も改善した。

また、私たちが行った双極性障害《そうきょくせいしょうがい》に対する調査に参加した人たちも、腹を立てるなどの不適切な感情を抑制する能力の向上とともに、実行機能の向上を報告した。第十章で紹介する非常に高い能力を発揮している人たちでさえも、超越瞑想が意思決定や有効性の向上や人生の成功に大いに役立っていると認めている。

誰もが少しはＡＤＨＤ

集中する、焦点を絞《しぼ》る、効果的である、こうした能力は「全か無か」というように与えられるものではない。それは他の特徴と同じように全と無の両極端の間にスペクトルのように広がって存在しており、私たちのほとんどはその中のどこかで機能している。

そのために、私たちの多くは、たとえＡＤＨＤと診断されて混沌の中で生活していなくても、注意力や集中力や効率性がもっとあればよいのにと思うのである。

誰もが「少しはＡＤＨＤ」の傾向をもっている。しかも、それは現代の刺激に溢《あふ》れた生活の中では、次第に「当たり前」のことになりつつある。

新しいものに注意が引きつけられるという人間の脳の働き方は、人間の歴史の大部分において優《すぐ》れた働き方であった。私たちが今日ここに存在しているのは、祖先たちが草むら全体ではなく草むらの中の小さな揺らぎに、より多くの注意を払ったからである。視野の片隅にライオンが潜《ひそ》んでいるのに気づいた祖先が、前方の道だけに注意を向けていた祖先よりも上手に遺伝子を後代に伝えたのである。

今日では、少なくとも学校では、一つの課題に持続的に取り組める生徒たちが賞賛される。しかし、これはますます困難になっている。なぜなら、私たちのほとんど全員が、賑《にぎ》やかで騒々しい環境の中で生きているからである。

現代の環境は、自分の家の中にいても、注意が強引に奪われるようにつくられている。携帯電話やインターネットや電球が登場するよりもずっと以前に、ウイリアム・ワーズワースは次のような予言的な詩を書いた。

まことにこの世は手に余る。
お金に追われて奔走《ほんそう》し、
早晩、力が尽き果てる。

超越瞑想は、世界の猛烈なスピードからしばしの休憩を得るのに役立つ。超越瞑想をすれば、心の動きがゆっくりになって、もっと落ち着いて明晰《めいせき》に考えられるようになる。私は、超越瞑想を始めてからは、以前には緊急と思えていた多くの事柄が実はそれほど緊急ではないと気づくようになった。このような「デ・エスカレーション（段階的縮小）」は一回の超越瞑想の贈り物としても起こりうる。

座って超越瞑想を始める前には、大きな問題だと思えていたことが、わずか二十分後には、結局はたいした問題ではないとわかる。おそらく、脳の最高経営責任者である前頭前皮質が脳の消防士である扁桃体《へんとうたい》を静めたので、虚偽の警報があまり鳴らなくなったのであろう。理由がどうであれ、何ヵ月も何年も超越瞑想を続けると、内側の警報ベルが少なくなって、集中力が増し、よい意思決定ができるようになってくる。

どうしてこのようなことが起こるのだろうか？　第一章で、超越している間には前頭部でアルファ波の強度が増すということを述べた。アルファ波はリラックスしているときに見られる脳波である。また、前頭部でより大きな脳波の同調が起こる。

これは脳波がより調和的に活動していることを意味している。超越瞑想のおかげで、扁桃体が勝手に騒ぎ回らなくなり、前頭前皮質がトップダウンで統治できるようになる仕組みは、このような脳波の変化で説明できるかもしれない。

第六章　「うつ」を抱える人へ

一年前から普通の自分が感じられなくなりました。薬を飲みはじめてからこの五ヵ月間は、感覚や感情が鈍《にぶ》くなって無気力な状態が続いています。以前のような自分にはもう戻れないのだと、否定的なことばかりを考えています。そのために、希望がもてず、自殺を考えたことさえ何度かありました。

——ポール

躁うつ病を脱出するまで

右の引用は、ポールが私の診察をはじめて受けるときに書いた文章の一部である。当時の彼は、二十代半ばの志の高い映画制作者だった。ポールは、序章で紹介した若者である。私が超越瞑想《ちょうえつめいそう》（ＴＭ）を再開し、さらには本書を書くことになったのは、彼が何度も勧めてくれたからだった。

私の所へ来たときには、彼はすでに躁《そう》うつ病による気分の大波にもまれて苦しんでいた。最初にひとしきりうつ状態が続き、その次には躁状態が狂ったように襲ってきて、落ち着いたときには留置場にいたという。

ポールは病院に移送された。そこで与えられた大量の薬によって躁状態は治まったが、薬の不愉快な副作用が現れた。よくあることだが、躁状態に続いて今度はうつ状態がやってきたのだ。

薬のために感情が消え失せてしまいました。無気力になり、感情も感覚も鈍くなりました。精神安定剤のために、頭脳は糖蜜の上をはうカタツムリのような速さでしか動きません。薬の効果で気分が落ち着くと、今度はさまざまな副作用が出てきて、躁うつ病のうつ状態よりももっと惨《みじ》めになります。

六ヵ月ぐらいは、まったく喜びのない惨めな状態が続きます。その苦しみから逃れようと、暇なときには眠ってしまいます。しかし、目が覚めると、まだ自分が生きていることに気づいて、不安がまた心の中に沈んでいくのです。少しばかりの心のエネルギーは、自殺したいという考えと闘うために費やされました。

地獄のような五年間の後には、希望も意志も信仰もすっかり消えました。生きる理由を与えてくれるような想念や感情が全部なくなってしまったのです。残ったのは、魂も心もアイデンティティも抜けた、燃えかすのような空虚な体だけでした。まるで、中が燃えてしまって崩《くず》れかけた外側だけが残っている家、もうそこに残っている理由が何もない家のようでした。

最初に会ったとき、ポールは四種類の薬を飲んでいた。うつ状態が再発していた。気分を安定させるための薬が自分の創造性を鈍らせてしまうのではないかと、彼は心配していた。彼の生きる情熱は、創造性によって支えられていた。鈍感で無気力な人生は、ほとんど生きる意味がないと思っていた。

五年後には、治療に当たった医師チームと彼自身の努力のおかげで、心の状態は格段によくなった。

「はっきりとわかるのですが、自分の心理状態のあらゆる面が、躁うつ病を患《わずら》う前のどの時期に比べても、いまのほうがはるかによくなっています。こんなふうになれるとは思ってもいませんでした。感情の深さ、人間関係をつくる能力、冗談を言う能力、知恵のレベル、物事の評価力、全体的な幸福感、創造性、仕事、すべての面がよくなっています。

「これは規律正しい生活の結果です」と彼はつけ加えた。それから言葉を探すために少し間を置いて、話を続けた。

「私はいつも薬を飲んでいました。光療法を受け、超越瞑想し、運動し、ちゃんとした食事をし、正しい時間に寝て、ドラッグには手を出さず、アルコールは最小限にしました。また、医師の言うことを正確に聞いて、助言に忠実に従いました。医師の助言に抵抗したいと思ったときにも、言い争うことはなくなりました。もちろん、自分自身を監視する力も次第に強くなってきました。たとえば、夜中に目が覚めるといったような危険の兆候を見逃さないようにしています。

　規則的な生活をして自分の最適な状態が戻ってくるのを、長い時間をかけて待ちました。刹那的《せつなてき》に生きるのではなく、気長に待ちながら生きてきました。それには、忍耐という要素が必要でした。私はこれからもずっと、このように生きていくつもりです。

「この規律正しい生活という治療法は報《むく》われましたか？」と尋《たず》ねると、「もちろんです」という答えが躊躇《ちゅうちょ》せずに返ってきた。

　治療を受けはじめてから二回の躁と二回のうつがありました。しかし、規則的な生活を厳格に守っているおかげで、誰もが気づくようなひどい症状は現れませんでした。私の最新の作品はこれまでで最高の出来だと、みんなが言ってくれました。

　これは将来のために記憶しておくべき重要なことです。このことさえ記憶しておけば、再び躁やうつの状態に襲われたとしても、健康的な習慣をやめてしまうことはないでしょうし、自殺のような最悪の事態も避けられると思います。

　ポールの話から推測できるように、躁うつ病の治療は多くの要素を含んでおり複雑である。そのうちのどの部分が重要なのかを、どうやって探り当てるのだろうか？　あるいは、全部が重要なのだろうか？　そんな疑問がわいてくるのも当然である。以前私が診《み》ていた患者の一人は、よくこんなことを言った。「小さな改善をいくつも積み重ねていって、全体がよくなるんですね」

それに、人間は一人一人がユニークである。躁うつ病の人たちは（この点に関しては、他の病気の人たちも同じであるが）、生活スタイルも気質も体質も異なる。したがって、リチウムのような気分安定薬の使用でいくらかの改善が期待できるという研究結果があったとしても、実際に躁うつ病を制御《せいぎょ》していくのは、多くの場合、ダンスを踊り続けるようなものだ。

患者とクライアントが一緒になって治療を進めていく。一つの要素を変えてみて、何が起こるかを調べる。次の要素も同様にして調べる。常に症状の改善を目指して、経験的に進めていくのだ。その過程は必ずしも科学の基準に則しているとは限らない。現実の世界では試行錯誤するしか方法がないことも多い。今日においても、実際の医療は医学であると同じぐらいに医術でもあるのだ。

ポールは超越瞑想を始めたときにはすでに複数の薬を使用していたが、すぐによい変化を体験するようになった。「何とかやっている」という状態から、本当に元気で幸福な状態になった。「乾いてしおれた空っぽの場所」と感じていたのが、「本当に調子がよく活力に満ちている」と感じるようになった。

彼は規則的な超越瞑想が「すべての基盤」だと言う。それによって、他の健康的なことができるようになるからだ。反対に超越瞑想が不規則になると、散漫になり、元気がなくなり、自分を十分に意識できなくなり、行動を制御できなくなるという。何をやってもうまくいかなくなる。しかし、規則的な超越瞑想に戻ったときには、「高い生活の質と幸福」を回復できるという。

ポールの瞑想は次第に規則的になった。不健康な誘惑に負けて健康を失うのはつまらないからだ。今日のポールは、超越瞑想のイメージキャラクターと言ってもよいぐらいだ。もちろん、躁うつ病を見事に制御した模範《もはん》でもある。

さまざまな患者からの報告

ポールの事例に触発されて、私は同僚たちと助成金をもらって躁うつ病に対する超越瞑想の効果を調査することにした。対象とした患者たちのほとんどは、躁とうつの両方の症状がある人たちだった（躁とうつが同時に現れる場合も多い）。

私たちは、患者たちを無作為に二つのグループに振り分けた。一一人にはすぐに超越瞑想を習ってもらい、残りの一四人には調査が終わるまで習うのを待ってもらうことにした。瞑想の効果がわかりやすいように、どちらのグループにも調査前に受けていた治療を調査中にも続けてもらった。

私と同僚たちは超越瞑想をしている患者たちに規則的に会って、彼らの症状の変化を追跡した。同時に、彼らが瞑想をしていると知らない他の医師チームにも会ってもらい、標準化された評価法によって彼らの気分を調べてもらった。これはシングル盲検法と呼ばれる検査法である。

患者は自分が受けている治療法（この場合は超越瞑想をしていること）を知っているが、患者の状態を評価する側はそれを知らないのである。両方のグループには、薬を飲んでいることを毎日電話で報告してもらった。それに加えて、ＴＭグループには瞑想していることも報告してもらった。

この研究をやってみようという気にさせたのは主としてポールであったが、彼によると、超越瞑想はうつよりも躁の助けになったという。私は彼の意見に従って、超越瞑想は躁うつ病の躁の要素により効果的であろうという予測を立てた。

しかし、この予測は間違っていた。確かに躁の症状が軽減したと報告した人も少しはいたが、グループ全体としては明らかな効果は見られなかったのである。ところが、うつの症状については、患者たちからの報告でも私たちの側からの調査でも、明らかな改善が見られた。

残念なことに、一一人という患者数は統計的に有意な結果を出すには少なすぎる。しかし、この調査で見られた変化の大きさと一貫性から、もっと大きなグループであれば超越瞑想がうつに効果的だという有意な結果が得られると予想できる。

薬剤試験の言葉を使うならば、超越瞑想には抗うつ効果の「シグナル」が見られたと言える。しかし、これを確認するには、もっと多くの躁うつ病患者を対象にした調査を行う必要がある。

この調査に参加した三人の臨床医《りんしょうい》は、患者たちの大きな変化を見て自分たちも超越瞑想を習うことにした。患者たちのＴＭ受講料は研究費から出たが、この臨床医たちの受講料はもちろん彼ら自身の負担となる。以下に、彼らをその気にさせた患者たちの報告を示そう。

四十代のセールスマン「以前よりもずっとリラックスできています。不安もずっと少なくなりました。躁状態はなくなりました。うつ状態が長引くこともなくなりました。夕方の超越瞑想をすると心が楽になり、夜もよく眠れます。また、自分の勉強によく集中できます」

三十代のインターン「怒りやストレスが減りました。仕事も以前よりも上手にできるようになりました。長時間にわたって集中していられるようになり、午後のアデロール（中枢《ちゅうすう》神経刺激薬）を減らすことができました」

五十代のセールスマン「周りの人たちから、以前よりも落ち着いて見えると言われます。友人の心理学者は、私が超越瞑想を始めたことを知らなければ、薬が替わったと考えただろうと言いました」

六十代の退職した男性「自分に起こることをうまくコントロールできるようになりました。以前には、目が覚めるとすぐに心の中に自責の念が嵐のように浮かんできました。それに比べると、超越瞑想は静かなオアシスのようで、安らぎが得られます。そして、超越瞑想を長く続けるにつれて、その安らぎの体験が日中の拠《よ》り所にもなってきました。夜もよく眠れるようになりました」

四十代後半の女性のマッサージセラピスト「超越瞑想を始める前は怒りでいっぱいでしたが、始めてからはあまり興奮したり沈んだりしなくなり、以前よりも落ち着いています。自分の頭を掃除しているような感じです。こんなに深くリラックスできたのは本当に久しぶりです」

二十代後半のセールスウーマン「頭の中にたくさんの考えが渦巻《うずま》いているときでも、超越瞑想をすればそれを追い出せます。超越瞑想のおかげで、静かな場所に行けるようになりました。その場所が自分の頭の中にあるというのがいいですね」

ジム、三十代のエンジニア「毎日の日課の中に超越瞑想を組み入れてからは、躁の山とうつの谷が楽になりました。以前には、何かひどくいやなことがあったときには、一週間以上ずっとむしゃくしゃしていました。それがいまでは、同じようにいやなことが起こっても、一日で乗り越えられます。うつになることもありますが、以前よりもずっと早く回復します。イライラすることも少なくなり、人づきあいが楽になりました。まわりの人たちは、私が以前よりもずっと落ち着いているとか、あまり周囲に影響されなくなったと言います。おそらく、元気で柔軟になったのだと思います。しかし、いちばん大きな違いは、ストレスの多いことが起きたときにも、十分か二十分の時間をとって目を閉じて超越瞑想をすれば、その間に自分を落ち着かせることができるようになったことです。

超越瞑想は体ではなく心を扱う技術です。超越瞑想中には心が静かな状態になって、たいへん整った感じになります。しかし、そうした心理的な効果だけでなく、生物学的な効果も間違いなくあります。体の中で何かが起こります。そしてそれは計測可能です。

　ただ座って目を閉じて二十分したら目を開けてイスから立ちあがる、というだけが瞑想ではありません。もし、『それは東洋から来た宗教的なものだろう』と言う人がいたら、『そのような判断を下す前に、自分で試してみたらどうですか。実際に生理的な変化が起きるのですよ』と言いたいですね」

　私の同僚の患者にジョアンという六十代半ばの女性がいた。彼女の抱えていた問題は、躁うつ病も含めて、ジムの抱えていた問題と似ていた。ジョアンの気分は薬でよく制御できていたが、他人に過剰に反応してしまう傾向は改善できていなかった。車を運転中に他の車から警笛を鳴らされたときにも、スーパーマーケットでレジ係に不機嫌な顔で見られたときにも、何時間も落ちこんだ気分が続いた。

　私の同僚は超越瞑想が役立つのではないかと思った。そして、実際に役立った。人に警笛を鳴らされたり不機嫌な顔をされたりするのは、誰だっていやなものである。しかし、驚いたことに、他人の無礼な態度に気落ちするという彼女の反応は、いまでは一分も続かないようになった。

　ジョアンが予期しなかった超越瞑想のもう一つの効果は、いつも人を喜ばせ続けなくてもよいのだと思えるようになったことだ。以前には、人の気持ちを損《そこ》なわないようにと、言葉づかいを過度に気にしていた。また、人に嫌われないようにと、いやなことにもつきあっていた。そんな必要はなかったのだと、いまになってようやく気づいた。

最近、ジョアンは自分自身の行動に驚いたことがあった。友人がペットの犬をジョアンにも抱いて可愛がるように勧めたときに、「いいえ、けっこうよ。私は犬が好きではないので」と言えたのだ。ジョアンは自分のことを、「人の気分を害さないように自分を主張する技術を練習している若者」のようだと言う。しかし、この新しい技術を、彼女はけっこう楽しみながら練習している。

私たちの調査に話を戻すと、数人の患者たちが、落ち着きの増大、集中力の改善、混乱せずに物事の優先順位をつける能力の改善を報告した。前頭前皮質への超越瞑想の効果を考えれば、このような変化が起きるのは不思議ではない。超越瞑想は、不安障害やＡＤＨＤの人たちと同じように、躁うつ病の人たちにとっても実行機能の改善に役立っているのである。

もし、躁うつ病のうつ状態を制御するのに役立つとわかれば、超越瞑想は大きな臨床的価値をもつことになる。なぜなら、これまでの調査によると躁うつ病の患者たちは躁状態よりもうつ状態で過ごす時間のほうがずっと多いが、選択できる効果的な治療法が少ないからである。

私たちの調査は、統計的に有意とは言えないにしても、超越瞑想が躁うつ病の患者にたいへん有益でありうることを示した。実際に、調査に加わったすべての臨床医が躁うつ病の人たちに、特にうつの症状が残存する人たちに、他の治療法を続けながら超越瞑想を習うことを勧めている。

私は、躁うつ病の治療に瞑想だけを使うのを勧めているのではない。他の治療法を続けながら瞑想も利用するのである。また、精神科医に診てもらう代わりに瞑想を試してみるのがよいと勧めているのでもない。

躁うつ病のうつであれ、大うつ病のうつであれ、どんな種類のうつも深刻な問題であって、最初に行うべき効果的な治療法が確立されている。躁うつ病と診断された人が、医師の処方とは別に、気分に影響を与えるかもしれない何か他の方法（超越瞑想も含む）を追加しようとする場合には、必ず事前に医師に相談するべきである。

「うつ」は多くの顔をもつ野獣

臨床的な文脈で「うつ」というときには、それが単に「沈んだ感情」を意味するのではないことを、読者はもうおわかりだろう。うつの人たちは実際に落ちこんでいるのだが、その他にも楽しみの喪失、不眠、食欲不振、性的関心の減退、不活発な思考や行動、友人や家族からの引きこもり、自尊心の失墜、悲観主義、自殺願望など、さまざまな悩みを抱えている。このような人の生活には、仕事や人間関係も含めて多くの面で支障が生じうることは容易に想像できる。

細かいことを述べるのはやめて、うつとは多くの顔をもつ野獣であることを指摘したい。その一つの顔である躁うつ病についてはすでに述べた。この病気の患者には、うつだけでなく躁の症状も起きるのである。しかし、うつ病患者の中には躁の症状がまったく起こらない人たちもいる。これらの人たちのうつ病は「大うつ病」と言われている。

大うつ病と診断するのは、やや大雑把《おおざっぱ》な診断の仕方である。なぜなら、一口に大うつ病と言っても、その症状や深刻さは人によってさまざまに異なるからである。このことは、ある人にとって瞑想が効果的であるかどうかを考える際に重要になる。

たとえば、うつの症状がひどい人は、話したり自分で食事をしたりすることもできないぐらいに無気力になることがある。そのような人は瞑想を学ぶこともできないかもしれない。しかし、症状がそれほどひどくなく、しかも薬物療法であまり効果が得られていない人たちは、超越瞑想を試してみるのがよいだろう。

また、うつと不安の両方を感じている人たちに超越瞑想をお勧めしたい。この二つの不愉快な感情は一緒に経験されることが多い。第四章で述べたように、不安が超越瞑想によって軽減すれば、うつの軽減にも役立つだろう。

最後に、日々の生活のストレスに強く反応しすぎて耐えられなくなっている人たちにも、超越瞑想は助けになるだろう。つまり、第四章で紹介したような過度の闘争逃走反応をもっている人たちのうつにも超越瞑想の効果が期待できるのである。

次の二つの話の最初の話では、不安が顕著《けんちょ》な要因となっている。二番目の話は、批判や拒絶に強い反応を示していた女性の事例である。

抗うつ剤をやめて大学に復学

ジム・ブレイは、うつ病のために大学を退学した。それは一九七〇年代の中頃のことで、彼はシカゴのロヨラ大学医学部の二年生であった。

集中するのがむずかしくなり、それまでは何でもなかった勉強ができなくなりました。睡眠時間がとても長くなり、一日に十一時間も十二時間も寝ていました。そんなことではとても医学生として成功できません。食欲がなくなり、何事にも興味がもてなくなりました。
うつに重なって、大きな不安もありました。医学生になるというのは、長い困難な道のりを歩みはじめるということですからね。この先に覚えなければならないことが山のようにあると思うと、それに圧倒されて、「ぼくにはできない」と考えるようになりました。
そんな気持ちが何ヵ月も続いていたのですが、うつの人たちがよくするように、それをずっと隠していました。当時は、うつであることが恥《はじ》のように思われていましたから。

ジムはついに大学を退学した。彼は家に帰って精神科医に相談した。その医師は彼に当時よく使われていたイミプラミンという抗うつ剤を処方した。副作用が現れたが、薬の効果は得られなかった。その頃、たまたま地元の新聞に超越瞑想の広告がのっているのを見て、習うことに決めた。

驚いたことに、効果はすぐに現れました。最初の超越瞑想から、うつがどこかに消えてしまいました。感覚が鋭くなり、それまではなかった内側の喜びに満たされました。私にとってそれはまったくはじめての体験でした。

超越瞑想を始めなかったら医学部からドロップアウトしていただろうと、ジムは当時を振り返る。実際には、彼は抗うつ剤をやめて、大学に戻り、産婦人科医になった。彼は、不安やうつの症状のある患者には超越瞑想を勧めている。そして、多くの場合、よい結果を得ている。彼の妻も、成人した五人の子供たちも、彼が勧めたわけではないが、超越瞑想を習った。ジムは超越の経験について次のように述べている。

それは天国に触れるような感じです。そして、超越瞑想を長く続けるにしたがって、超越瞑想をしていないときにも次第にその感じが続くようになります。これは素晴らしいことです。恋をしているときのように、ほとんどの時間を楽しい気持ちで過ごせるのは、とても幸運なことです。

このように楽しく感じられるのは、基本的には、超越瞑想を規則的に続けているからだと思います。それは運動と同じです。規則的にやらなければ、効果はすぐに消えてしまうでしょう。でも、私の場合は、超越瞑想を始めた一九七五年から気分の悪い日はほとんどありません。

絶望的状況を六週間で回復

私の同僚のところにうつ病の相談にやって来たときには、サラは六十歳で、ある非営利団体の資金調達係だった。悲しみ、無気力、不眠などうつ病の普通の症状に加えて、不安、イライラ、拒絶や批判に対する過敏な反応が見られた。

最初に治療にやって来たときには、すでに抗うつ薬（レクサプロ）を服用していた。私の同僚は別の抗うつ薬（ブプロピオン）を追加した。その組み合わせで一年ぐらいはうまくいった。しかし、それから仕事が忙しくなった。

彼女は自分が不当に扱われていると思っていた。「自分の落ち度ではないのに責任を負わされている。上司は裏表のある人だ。上司は自分に都合のよいときには応援してくれるが、誰かが責任を取らなければならなくなると私を見捨てて犠牲にする。不当だ！　不当だ！」そんなふうに思っていた。

サラは過度に防衛的になり、ちょっとした批判めいた言葉にも興奮するようになった。しかし、一人のときには、思い悩むこともあった。「もしかしたら、それは自分の落ち度だったのではないか。もしかしたら、それは自分の責任だったのではないか。もしかしたら、自分は能力がないのではないか。仕事をするには年を取りすぎたのではないか。でも、仕事を辞めるわけにはいかない。他に自分を雇ってくれそうなところはないだろうから」

状況は絶望的だった。

精神科医は心理療法と薬物療法の両方を用いてサラを助けようとしたが、症状はいつまでも改善と悪化の間を揺れ動いていた。改善したと思っても、少しのストレスで再びうつのどん底に押し戻されてしまう。八ヵ月間、いろいろと薬を替えてみたがうまくいかなかった。ついに、精神科医は超越瞑想を試してみるように彼女を説得した。

超越瞑想のことは何ヵ月も前から勧めていたのだが、彼女は抵抗し続けていた。瞑想をするには、時間を割《さ》かなければならない。それに、瞑想のようなものが助けになるとは思えない。それが抵抗の理由だった。彼女にとって瞑想は「何かいかがわしいこと」であって、自分がそんなことをするとはとても考えられなかったのだ。

ところが、超越瞑想を始めて二週間ほどたったときには、サラはすでに落ち着いてリラックスしていた。超越瞑想中に心が訪れる静かな場所を彼女は楽しんでいた。始める前にはわざわざ時間をとるのはいやだと言っていたが、いまでは超越瞑想の時間を他の何よりも優先している。

間もなく、批判的な言葉を聞いても以前のようにはイライラせず、防衛的にならずにすむようになった。つまらないことで自分を疑ったり、自分の間違いだと思ったりしなくなった。そして、もっと冷静な目で周囲を見られるようになった。職場で争いが起きているときでも、それに巻きこまれないで、ありのままに状況を受け止められるようになった。

上司から非難されることが少なくなるにつれて、逆に、この仕事にしがみついている必要はないと思うようになった。彼女の精神科医の言葉を借りれば、八ヵ月の心理療法と薬物療法でできなかったことが、六週間の超越瞑想で達成できたのである。

回復してからは、薬をあれこれ替える必要はなくなった。そもそも薬が必要ではなくなったのだ。そして、彼女は仕事を辞めた。超越瞑想からその力が得られた。「自分は機能不全になった職場にいたのであり、問題は自分の責任ではなかった」というのが、彼女が最終的に出した結論だ。

大うつ病の人の変化

ユーチューブで視《み》られる超越瞑想に関する驚くべき証言がある。そこでは、ラジオのトークショーの司会者ハワード・スターンが、母親のうつ病が治《なお》ったのはマハリシと超越瞑想のおかげであると語っている。

ハワードが十八歳の大学生だったときに、母親がひどいうつ病にかかって「限界に達しそう」になった。母親は姉を失って以来、「想像できる最悪のうつ状態」におちいっていた。ハワードは何年もの間、母親のことを心配していた。

一九七三年のある日のこと、母親はテレビでジョニー・カーソン・ショーを見ているときに、ゲストで出演したマハリシ・マヘーシュ・ヨーギーを見た。彼女は超越瞑想のことを調べて、それを習った。その後しばらくして、母親がハワードの所に電話をしてきたときには、声の調子がすっかり変わっていた。

「私の人生は超越瞑想のおかげですっかり変わったわ」と彼女は言った。ハワードが家に帰ってみると、母親は「超ハッピーで、満足しており、しっかりした人生観をもっており、人生は先に進んでいかなければならないと理解していた」。不眠など、たくさん抱えていた体の不調も治っていた。母親はいまも超越瞑想を続けており、調子のよい状態が続いているという（注26）。

大うつ病に関するこれら三つの話から何がわかるだろうか？　ジムとサラの話で最も印象的なのは、超越瞑想の効果が非常に早く現れはじめたことである。ジムの場合は最初の超越瞑想から変化が現れはじめた。サラの場合は二週間ほどで気分が楽になりはじめた。ハワードの話は、母親の人生に変化をもたらした超越瞑想に母親思いの息子が感謝を表しているのが感動的である。

これら三人の大うつ病の人たちが報告した超越瞑想の効果は、私たちが調査した双極性障害《そうきょくせい》の人たちへの効果によく似ている。超越瞑想はさまざまなタイプのうつ病の助けになる可能性がある。

超越瞑想によって、うつ病の一部であるかもしれないストレスや不安が軽減する。少なくとも一日二回の瞑想時間は、単調なうつ状態からの心地よい避難所になるだろう。また、超越瞑想中には自分を責めてくよくよと思い悩むことから解放される。これも、うつ病の人の助けになるだろう。

指導された方法に従って超越瞑想をすれば、自分のために役立つことを行っているという前向きの気持ちがもてる。それに加えて、うつ病の人たちに欠けている元気も出てくる。

この三人の人たちが超越瞑想から得たものが何であれ、その効果は持続している。ジムは超越瞑想を始めてからは三十五年間うつになっていない。サラもずっとよい調子が続いている。ハワードは四十年近く前に超越瞑想を始めた母親の話をいまもしている。ということは、その結果がめざましかっただけでなく、いまも持続しているということだ。

調査からわかること

双極性障害に関する私たちの研究を別にすれば、うつ病に対する瞑想の効果の系統的な研究はまだなされていない。つまり、大勢のうつ病患者を超越瞑想を用いて治療するグループと用いないで治療するグループに分けて比較するという研究は、まだ誰もやっていない。

しかし、うつ病以外の理由で選ばれた人たちを対象にした調査で、超越瞑想を習う前後の全体的な評価の一環として気分の変化が測定された調査ならば、今日までに少なくとも五件ある。

たとえば、最近、マハリシ経営大学のサンフォード・ニディチらは国立衛生研究所から補助金を得て、心臓血管系疾患のリスクをもつ年配のマイノリティの男女（八〇人のアフリカ系アメリカ人と五三人のハワイ先住民）を対象にして二件の調査を行った。

研究者たちは被験者たちをＴＭグループと健康教育グループにランダムに振り分けて比較したのだが、その調査の一環として、標準的なうつ検査法で気分レベルも評価したのである。どちらの調査でも、九ヵ月から十二ヵ月の調査期間にわたってＴＭグループのうつの点数は対照グループの点数よりも有意に低かった。

最初のアフリカ系アメリカ人の調査ではＴＭグループのうつの点数の減少は健康教育グループの二倍であった（四五パーセントの減少と二二パーセントの減少）。二番目のハワイ先住民の調査ではＴＭグループのうつの点数は一四パーセント減少したが、対照グループでは一二パーセント増加した。つまりＴＭグループではうつが軽減したが、対照グループではうつが悪化した（注27）。

三番目に、ニディチらが行ったワシントンＤＣ地区の二九六人の大学生を対象にした調査がある。ニディチらは被験者たちをランダムに二つのグループに振り分けた。一方のグループにはすぐに超越瞑想を習ってもらい、もう一方のグループには習うのを待ってもらった。

三ヵ月後に気分レベルを評価したところ、やはりＴＭグループは対照グループよりも有意に低いうつの点数を示した。ＴＭグループでは点数が三八パーセント減少したのに対して、対照グループの点数には変化が見られなかった（注28）。

四番目の調査は、ある連邦政府機関の四四人の職員を対象にした超越瞑想と企業ストレスマネジメントプログラムの比較である。これらの人たちは、自分から志願してこの調査に参加した。三ヵ月後に二つのグループを検査したところ、ＴＭグループには対照グループよりもうつと不安の大幅な減少が見られた。さらに興味深いことに、両グループを三年後に再検査したところ、その後のサポートが何も行われていなかったにもかかわらず、ＴＭグループでは四分の三の人たちが瞑想を継続し、それによってうつと不安の軽減という効果を受け続けていた（注29）。

五番目の調査は、ペンシルバニア大学のラヴィシャンカル・ジャヤデーヴァアッパらの研究である。彼らは、心不全で入院した五十五歳以上のアフリカ系アメリカ人の患者二三人を対象にして、ＴＭグループと健康教育グループとの比較を行った。六ヵ月後に標準的なうつ検査法を用いて評価したところ、ＴＭグループには有意な改善が見られた（注30）。

どういう利用法がいいか

従来の治療法だけでは十分な効果が得られない場合には、単独の治療法としてではなく補助的な治療法として、超越瞑想の利用を考慮するとよいだろう。ただ気分が沈んでいるだけで、重いうつ病ではない人の場合には、単独の治療法としても利用できるかもしれない。

超越瞑想は簡単に習うことができるし、他の治療法に比べて費用が割安である。それに、特別な器具も必要としないから、場所を選ばず好きなときに楽に行うことができる。

超越瞑想をうつ病の患者に勧めるとき、私は光療法をSAD（季節性情動障害）の患者に利用したときのことを思い出す。光療法を始めたばかりのときには、「もしかして自分たちはこの風変わりな治療法が功を奏する少数の例外的な患者を治療しているにすぎないのではないか」という思いがあった。

しかし、実際にはSADはよくある病気であり、また、光療法は多くの患者に効果的だとわかった。それと同じように、この章で紹介したジムやサラのような人たちは、超越瞑想から効果を得られるかもしれない大勢のうつ病患者のほんの一部なのかもしれない。国立精神衛生研究所によると、米国では毎年、大うつ病患者が一四八〇万人、躁うつ病患者が五七〇万人いるという。これらの人たちのほんの一部であったとしても、彼らが超越瞑想からいくらかの効果が得られるのであれば、治療法のオプションとしてこの瞑想も考えに入れるべきであろう。

長年、うつ病患者の治療に携《たずさ》わってきた医師たちは、それがいかに深刻なものになりうるかを知っている。時には、命を脅《おびや》かすことさえある。私はいささか楽天的な結論を述べたが、最後に警告しておかなければならない。

もし、あなたが、あるいはあなたの知り合いの誰かが、ただ気落ちしているだけでなく深刻なうつ状態にあったとしたら、専門医に相談したほうがよい。超越瞑想を医師の治療の代わりにしようとしてはいけない。これはあくまで医師の治療を補うものと考えていただきたい。

第七章　再発しやすい依存症からの回復

人生では、異なる最低なことが次々と起こるのではなく、
同じ一つの最低なことが何度も繰り返されるのだ。

――エドナ・セント・ヴィンセント・ミレー

「同じ一つの最低なことの繰り返し」

この引用はピューリッツアー賞を受賞した詩人エドナ・セント・ヴィンセント・ミレーの詩であるが、彼女も長年にわたりアルコールとドラッグの依存症に苦しんだ一人だった。「同じ一つの最低なことの繰り返し」、この言葉は、しつこく、どうしようもなく繰り返される依存症の人の人生の特徴をよく表している。

ある人たちの依存症の傾向は遺伝的なものだと、科学者たちは考えている。習慣的なドラッグや行動が、喜びを感じる脳の中枢《ちゅうすう》を乗っ取ってしまう。依存症になった人は、一つあるいは複数の決まった喜びだけを求めるようになり、ついには他の喜びをすべて締め出してしまう。依存の対象が何であれ、その対象から喜びを得るために、それを次第に多く必要とするようになる。ま

た、喜びと喜びの間の時間が次第に短くなり、生活が荒廃《こうはい》してくる。

同じ詩人に、「私のろうそくは両側から燃える。それは朝まではもたないが、とてもきれいに光るのだ」という有名な詩がある。依存症の人たちも同様である。彼らは、人間関係や仕事や身体や頭脳の混乱や損傷という形で、つかの間の喜びの代償を払わなくてはならなくなると知っていながら、喜びを生み出す脳内の化学物質を燃え立たせずにはいられないのである。

どうすればよいか？　アルコールやドラッグへの依存症には、薬物治療、カウンセリング、十二段階のプログラムなどの治療法がある。しかし、依存症の人は逆戻りする人が多い。成功した人たちでも、数回の逆戻りの末にようやく抜け出したという人が多い。

このような状況であるから、依存症に苦しんでいる人たちにとっても、それを助けようとしている人たちにとっても、何か新しい補助的アプローチがあれば、それは大いに歓迎されるだろう。では、超越瞑想《ちょうえつめいそう》（ＴＭ）からは何が得られるだろうか？　何人かの事例を通して考えてみよう。

追いつめられた気持ちに煽られて

モービーは歌うだけでなく、キーボード、ギター、バスギター、ドラムも演奏する多才なミュージシャンである。彼は「電子音楽史上最大級のアーティスト」とか「この二十年のエレクトロニカ界で最も目立った存在」と言われてきた。

モービーの本名は、リチャード・メルヴィル・ホールという。モービーというニックネームは、彼の遠い親戚に当たるハーマン・メルヴィルの古典的小説『モビーディック（白鯨《はくげい》）』にちなんでつけられた。モービーは、彼の話を聞けばわかるが、思慮深く、知性的で、精神性の高い男性である。彼がアルコール依存症であったことは公にされた文書にも記載されており、彼自身もはっきりとそれを認めている。

「私の悪癖は、いつも酒を飲んでいたことです。（公にされた文書の記載については）自分がアルコール依存症かどうかと自問しなくてもよいので感謝しています。何度も依存症から抜け出そうとしながら、それができなかったという証拠が、私には山のようにあります」

私がインタビューしたときには、モービーは二、三年間アルコールを断っていた。超越瞑想は酒をやめるための助けになると、彼は認めている。しかし、彼自身が言うように、瞑想は運動、祈り、よい人たちとの交際、よい友人や家族、断酒会の会合への出席など、健康的なライフスタイルの一部分にすぎない。

「もし、たくさんのコカインを吸って、ジャンクフードを食べながらテレビばかり視《み》ていたら、超越瞑想を一日に二回してもたぶん役に立たないでしょう」しかし、モービーは彼の自己管理プログラムに超越瞑想を加えたときに、その確かな効果を感じたのだった。

酒に溺《おぼ》れた理由の一つは、私の脳が不安な状態だったからです。その不安を静めるのに驚くほど効果的だったものの一つがアルコールでした。私にとって超越瞑想は、不安を静めるための効果的な道具でした。不安が酒の理由でしたから、その不安がなくなったときには、酒を飲みたいという気持ちもなくなりました。

モービーは、はじめはなかなか瞑想に興味をもてなかったという。

「私の母は精神的なものを追い求めるのが好きな人でした。六〇年代や七〇年代には、多くの人たちがブームに乗って瞑想を軽い気持ちで始めました。母もその中の一人でした。そんなわけで、私は瞑想のことをドラッグをやりすぎたヒッピーたちが落ち着く先の、いかがわしいカルトのようなものだと思っていました」

このような先入観をもっていたので、尊敬する映画監督デヴィッド・リンチから「簡単で効果的な瞑想法」として超越瞑想を紹介されたのは、彼にとっては意外で興味深い展開であったに違いない。

「広がる不安感」を静めようと、モービーはすでに多くの方法を試していた。「私たちは完璧な家庭、完璧な仕事、完璧なガールフレンドをもつことで表面的に不安を解消しようとする文化の中に生きています。たいていの人たちに当てはまると思うのですが、これらのものをすべて手に入れたとしても、不安感は依然としてなくならないでしょう。もっと遠くを見る必要がありますす」

彼はもっと遠くを見て、マインドフルネス瞑想やさまざまな対象に集中する瞑想法なども含めて、多くの瞑想法を試した。「自然食の店へよく出かけました。さまざまなニューエージの雑誌を買いました。さまざまな瞑想法の記事を読んで、それらをすべて試してみました」

そして最終的に、超越瞑想はシンプルだから自分にはいちばん合っているという結論に至った。

「超越瞑想には余分な飾り物がついていません。ドグマや強制される義務のようなものがまったくありません。また、やってみてわかったのですが、超越瞑想はそのシンプルさが大きな効果を発揮するのだと思います」

インタビューしたときには、モービーは超越瞑想を規則的ではないが、二年ほど続けていた。

「実は、自分が規則的に瞑想していなかったことに感謝しています」

不規則に瞑想していたからこそ、超越瞑想の効果がよくわかったというのだ。

「超越瞑想を規則的に行ったときには、不規則なときよりも落ち着いており、イライラせず、全体的に幸福に感じられます。毎日超越瞑想をしているときには、内面の生活の質がよくなるのです」

また、超越瞑想は創造性を高めるという。

たいていの人の頭の中では、自分では気づいていないかもしれませんが、狂ったような大騒ぎが進行しています。超越瞑想は基本的にそうした大騒ぎを静めてくれるのだと思います。超越瞑想すると心が落ち着きます。そして、心が落ち着けば、視野が広がります。自分の選択したことがどちらの方向に進んでいくのかがわかります。

私自身のことについて言うと、自分の決定は追いつめられた気持ちによって煽《あお》られているとわかりました。録音の仕事をしている場合には、「最高の録音にしなくては」とか、「たくさん売れなくては」とか、「評論家やファンに評価されなくては」といった思いがありました。そして、こうした思いはすべて恐れや追いつめられた気持ちから生じていると気づいたのです。

実際に、これまでに会った俳優や作家やミュージシャンの多くが、自分の創造性は評価されるだろうかという恐れをもっていました。よい瞑想は、そうした恐れや追いつめられた気持ちを取り除くのに役立ちます。そうすると、後に残るのは創造の喜びです。超越瞑想をすると、もっと正直な、もっと楽しい、もっと健全な理由から仕事ができるようになります。

超越瞑想のようなよい瞑想とはポットの中のお湯の温度を下げるようなものだと思います。よい瞑想はあらゆるものを落ち着かせてくれます。別の比喩《ひゆ》を使うと、私の脳は混雑したパーティのようです。超越瞑想は望ましくない客を追い出してくれます。

五〇人収容できる部屋に七〇人いたのが、よい瞑想の後では、望まれない客は出ていってくれます。手に負えなかった頭の中の状態がずっとよくなって、上手に管理できるようになります。

自分を過信するのは危険

アルコール依存症は、他の依存症と同様に、一時的によくなったとしてもその後で逆戻りすることが多い。モービーはそれをよく知っていたので、私のインタビューを承諾したときに、一つだけ心配があると言った。

もし彼がまた酒を飲みはじめたら、そのことによって、超越瞑想も含めて彼の健康的なライフスタイルに対する読者の評価が下がるのではないかというのである。これは賢明な心配であった。モービーに限らず誰にとっても、依存症は再発することが多い。どんなにうまくコントロールできているように見えても、いつ逆戻りするかもしれない。もちろん、強い意志と問題に対する理解のある人たちは、一度で依存症から脱するのに成功するかもしれない。しかし、多くの人たちは何度も失敗を繰り返して、最後にようやく成功する。

そのようなわけで、人によっては、逆戻りを次第に少なくしていき、その間の節制していられる期間を長くしていくというのが現実的な目標であろう。究極の目標はまったく逆戻りしなくなることだが、賢い依存症患者ならば自分を過信するのは危険だということをよく知っている。彼らは健全な生活を三十年続けた後でも、自分のことを「回復した」とは言わず「回復しつつある」と言う。

断酒会の十二の段階を行っている人たちは、「一日に一回ずつ」という控えめで達成可能な節制の誓いを立てる。そして、依存症は「ずる賢くて人を挫折させる」と言って、その力をけっして侮《あなど》らない。この手強《てごわ》い病気を前にして謙虚な態度をとることが、実際に依存症の人を強くする。逆説的ではあるが、逆戻りの危険が常にあるのだということを忘れないようにしたほうが逆戻りを減らせるのである。

魂にあいた穴を埋める

ジョーナは南部出身の六十七歳の男性である。彼は二十九年間回復の状態にあり、そのうちの二十八年間は薬物乱用カウンセラーをしてきた。彼は依存症を知り尽くしている。彼の話はよくあるものではあるがたいへん痛々しい話であり、彼自身や彼の家族にとって依存症がいかに大きな破壊力をもっていたかをよく表している。

彼の話をここに紹介するのは、超越瞑想が彼の回復にどのように役立ったかということと、依存症に対する彼の深い洞察を読者に知ってもらいたいからだ。

私は生まれつきの依存症だったようです。けっして満足できない。いつやめたらよいかわからない。周りの人たちの感情がひどく気になる。そうした傾向が、ドラッグを始める前からありました。

遺伝的なことを言うと、私の母の叔父が常用者でした。母も処方薬の常用者でした。母方の私の世代には、八人の常用者がいます。私は「常用者」という言葉を、「否定的な結果があるにもかかわらず気分を変える薬物を利用し続けている人」という意味で使っています。ですから、この場合の薬物はよい薬物ではありません。精神を興奮させるもの、鎮静させるもの、現実を忘れさせるもの、薬の種類によってハイになったときの現象もその後の解毒《げどく》現象もさまざまです。私の関心は依存からの回復にあります。薬物依存からの回復のプロセスは、セックスやギャンブルなどの行動依存からの回復のプロセスと同じです。

依存症の根本原因は魂に穴があいているためではないかと思います。つまり、魂が病《や》んでいるのです。それで、何かを飽《あ》くことなく求め続けなければなりません。その穴をアルコール、ドラッグ、セックス、何であれ、そうしたつまらないもので塞《ふさ》ぐと一時的には満足できますが、しかし状況はいっそう悪くなります。

そうした薬物や行動はバランスを取り戻そうとする試みなのですが、しかしやりすぎて失敗します。抑制が利《き》かなくなります。あるドラッグへの依存がなくなったと思ったら別のドラッグへの依存に替わっていただけだったという人たちを、私は何人も見てきました。ドラッグを選べるわけではありません。依存症というのは、選べなくなることですから。

依存症がひどくなると、その人の人生がそれに乗っ取られてしまいます。誰だったかこう言った人がいます。「脳が何の相談もなしに勝手に決断しはじめるんだ」見張っている人が誰もいないのです。これ以上はダメだと言って、とめてくれる人が誰もいません。最初はとめる人がいたとしても、依存症がその人をどこかへ連れ去ってしまうのです。

私が最初に使ったのはタバコでした。それが問題だとは思っていませんでした。その次はアルコールでした。アルコールを体に入れると、気分がよくなりました。「自分は話せる。自分は歩ける。アルコールが少し不足していただけだ」と思いました。

そんなわけで、私のアルコールは最初から社交的なものではありませんでした。私は酔っぱらって、意識を失い、問題を起こしました。私の依存症は十五歳から始まって三十八歳まで続きました。二十三年のキャリアというわけです。

その間ずっと、回復するまでは、一度やりはじめたことは何でも、それをいつどのようにしてやめるのかということなどまったく考えずに、やり続けました。ときどき、一ヵ月から二ヵ月ぐらいの間、ドラッグなしでいることもありました。そして、だから自分には問題はないのだと思うことにしていました。

しかし、依存症はいつも頭のどこかにありました。次はいつやれるのだろう？　どうしたら隠せるだろうか？　お金はどうやって得ようか？　誰かに見つかりはしないだろうか？　このような考えが、自覚はほとんどないのですが、いつも頭から離れません。

このように、私たちは依存症によって、いまここにある現実から引き離されます。不安な感情がいつも心のどこかにあります。いつもどこか他の所に行きたい、他の何かをしたい、他の誰かと一緒になりたいと思っています。けっして満足できません。何かを手に入れたとたんに、もうそれには飽き足らなくなって、次の何かが欲しくなるのです。

そのような頭の中の絶え間ないつぶやきを、私たちは「気泡《きほう》発生機」と呼んでいます。そのしつこい考えがあるために、私たちは疲れ果てて、自然に備わっている防護壁が壊れてしまいます。

ナルコティックス・アノニマス（薬物依存者の自助組織）の本によると、私たちがドラッグやその代用品に何度も引き戻されるのは、一度味わった気持ちよさをもう一度味わいたいという考えに取りつかれているからです。そうした考えがしつこくつきまといます。ですから、一度始めると、自分の自由意志ではやめられなくなります。

何気なく何かを食べはじめると、それをいつまでも食べ続ける。春に何気なく女性を見ると、パソコンに向かって止めどなくポルノを見続ける。ある女性と一度仲よくなると、その関係が終わった後も、その女性を追いかけ回す。

　ドラッグとアルコールのために、私は自動車事故を少なくとも十二回起こしました。父は私のことを「衝突屋」と呼んでいました。あるとき、私は正面衝突の事故を起こしました。緊急救命士たちは私の脈が感じられなかったので、死んだものと思って私を放置していました。私は額《ひたい》にひどい傷を負い、助手席の下に気を失って仰向けに倒れていました。周りは血だらけでした。

　たまたま近所の人が通りかかって、事故を起こしたのは私の車だと気づきました。彼は私がまだ生きていると思って、自分の車に乗せて救急病院へ運んでくれました。いまになって思うのですが、私を超えた何か大きな力が私を見守ってくれたのでしょう。もちろん、その当時は、助かったのはただ運がよかったからだと思っていました。

　私は相手の車に乗っていた女性に大けがをさせ、一生不自由な体にしてしまいました。依存症だった当時の私は、彼女がけがをしたのは彼女の不注意のせいで、自業自得《じごうじとく》だと思っていました。いまでは、彼女だけでなく、私が傷つけたすべての人たちに償《つぐな》いをしなくてはならないと思っています。

　いま私が一生懸命に他の人たちの回復を手伝っているのは、そうした思いがあるからです。私は十年間、回復のメッセージをもって刑務所に通いました。もちろん、報酬《ほうしゅう》は受け取りません。毎日、一人の受刑者を助けるたびに、過去の償いをしているのです。

　もちろん、ときどき意識喪失という警告がやって来ます。朝、目覚めたときに、昨夜どうやって家に帰ってきたか覚えていない。どうして車のバンパーに草がついているのかわからない。ロードアイランドのジャズフェスティバルに行って、どうしてボストンの公園で目覚めたのかわからない。そうしたことがときどき起こるのです。

ジョーナは、断酒会に入会して間もない一九七三年に、テレビのマーヴ・グリフィン・ショーで最初にマハリシを見た。彼はすぐに超越瞑想を学び、それが気に入った。「私の依存症がすべてなくなりました。タバコ、アルコール、マリファナ、セックス、すべてが自然に消えていきました」

彼は超越瞑想の効果を次のように説明する。

私はいつも繋《つな》がりを求めていました。そして、何か永続的でないものと繋がったときには、いつも失望して、腹を立て、飲んで酔っぱらいました。ところが、超越したときには、生涯ずっと求めていたものと繋がることができました。以前にはそれを相対的なレベルで求めていたのですが、いまは心を意識の絶対的なレベルに導いていくことによって、絶対的なレベルでそれを見つけることができました。超越が私の魂にあいていた穴を癒《いや》してくれました。

でも、私はこの話の続きをしなければなりません。その年の暮れのことです。ある金曜日の午後に家に帰ってみると、妻が子供たちを連れていなくなっていました。私を残して、みんな出て行ってしまったのです。

私は妻と子供たちがどこにいるか探し当てたのですが、タバコとアルコールをまた始めてしまいました。依存症に逆戻りしたのです。それでも、超越瞑想は続けました。それは一九七四年のことでした。アルコールは、その三年後にやめました。一九七七年の六月二十四日からは一滴も飲んでいません。

ジョーナの他の依存症も一つ一つ次第になくなっていった。そして、いまは酒もタバコからも離れた独身生活をしている。子供たちや孫たちとも仲よくやっており、「信じられないくらい充実して豊かな」日々を送っている。

断酒会にも参加し続けている。断酒会の十二のステップでは、アルコール依存からの回復を維持する手段として祈りや瞑想も奨励されているという。彼は規則的な超越瞑想を続けており、クライアントにもきまって超越瞑想を勧めている。

「年を取るにしたがって、超越瞑想の時間を増やすようにしてきました。私ぐらいの年齢になると皮肉っぽくなる人が多いようですが、私は元気いっぱいで精力的に活動しています」

禁煙、そして不眠解消

前章では、ラジオとテレビのパーソナリティであるハワード・スターンの母親が超越瞑想のおかげでうつから抜け出すことができたという話を紹介した。

当時、ハワードは十八歳で瞑想には興味がなかったが、母親は彼をＴＭセンターに引っ張っていって超越瞑想を習わせた。彼はタバコをやめようとは思っていなかったが、超越瞑想を始めて一ヵ月もしないうちに、一日に三箱半も吸っていたのが自然にまったく吸わなくなってしまった。その後、バスケットボールをしているときに足首を捻挫《ねんざ》した。この種類のストレスを受けるとまたタバコを吸いたくなるものだが、そのときにはそのような欲求は起こらなかった。

超越瞑想のおかげでタバコをやめられたばかりか、睡眠が規則的になり、長く続いていた不眠症が治った。それに、創造性が高まるなど、人生の他の面でも役立っているという。

最も困難な禁煙に効果

気分障害やＡＤＨＤに対する超越瞑想の効果の調査は少ないが、それに反して依存症に対する効果の調査は多い。一九九四年に心理学者チャールズ・アレクサンダーらは、一九七二年から一九九四年までに行われた一九の研究を再検討した。彼らが得た結論を次に紹介しよう（注31）。

全体を見ると、二つの研究を除く残りのすべての研究において、依存症への効果が確認されている。学生、年配のアフリカ系アメリカ人、ドラッグを使用しているスウェーデンの若者、ＰＴＳＤのベトナム帰還兵、重いアルコール依存症患者など、さまざまな国のさまざまなグループで、タバコ、アルコール、不法ドラッグなどの使用の減少が見られた。

これらの研究のうち六件はよく設計されており、被験者たちをＴＭグループと対照グループにランダムに振り分けている。残りの一三の研究はあまりうまく設計されていないが、どの研究でも超越瞑想は効果的であるという結果が得られている。一般的に、長期間瞑想するほど、よい結果が得られている。三つの研究はよく設計されており、ここに紹介するに値する。

ガイスラーは、複数の不法ドラッグを使用しているドイツの若者一一五人を調査した。実験グループ（七六人）は通常のカウンセリングに加えて超越瞑想を習った。対照グループ（三九人）はカウンセリングだけを受けた。

一年後には、TMグループの四五パーセントがドラッグの使用をやめた。それに対して、対照グループでドラッグをやめたのは一五パーセントであった。一年半後には、TMグループのドラッグをやめた人たちの割合はさらに上がって八九パーセントに達した（注32）。

アン・ロイヤーは、超越瞑想の説明会に参加した三二四人の喫煙者に喫煙の習慣と禁煙の意志について尋《たず》ねた。このうち、一一〇人は瞑想を習うことを決めたので、この人たちを実験グループにして、残りの二一四人を対照グループにした。

二年後には、TMグループの三一パーセントがタバコをやめていた。これに対して、対照グループでタバコをやめたのは二一パーセントであった。これは統計的に有意な差であった（注33）。

この結果は、おそらく読者が想像する以上の意味がある。なぜなら、タバコ依存症はそこから抜け出すのが最も困難な依存症の一つであるからだ。コカインやヘロインなどのドラッグをやめた人たちの多くが、タバコはやめるのがもっと困難だと言う。最近まで、断酒会の会合はタバコの煙で有名だった。部屋の外にまで煙が漂っていたという。

予想できるように、TMグループの成功は瞑想の規則性によって変化する。指示されたように一日二回の超越瞑想を規則的にした人たちの禁煙率は三一パーセントではなく五一パーセントであった。

この調査では、ＴＭグループと対照グループの振り分け方がランダムではなかった。したがって、注意深い人は、グループ間で最初から禁煙の意志に差があったのではないかと反論するかもしれない。しかし、調査の最初に行われた喫煙の習慣と禁煙の意志に関する質問では、どちらのグループでも同じような回答が得られていた。

三番目の研究は、アルコール依存症の入院患者一〇八人を対象にしたエドワード・タウブらによる研究である。被験者たちは四つの治療グループにランダムに振り分けられた。すなわち、標準的なカウンセリングだけのグループ、カウンセリングと超越瞑想のグループ、筋肉弛緩《しかん》バイオフィードバックのグループ、脳波バイオフィードバックのグループの四つである。

研究者たちは被験者たちを退院後十八ヵ月間にわたり追跡調査した。その結果、断酒した人たちの割合は、ＴＭグループでは六五パーセント、筋肉弛緩バイオフィードバックのグループでは五五パーセント、脳波バイオフィードバックのグループでは二八パーセント、カウンセリングだけのグループでは二五パーセントであった（注34）。

前にも述べたが、規模や設計の異なるさまざまな調査の集まりを分析する一つの方法はメタ分析である。アレクサンダーらが一九の調査をメタ分析したところ、超越瞑想はタバコと不法ドラッグの依存症の治療において、他の治療法よりもはるかに効果的であることが判明した。

また、ＴＭグループではアルコールやタバコの使用が時とともに次第に減少する傾向がある。これは、他の多くの治療法では時とともにアルコールやドラッグに逆戻りする傾向が見られるのと非常に対照的である。

依存症の脳にどう作用するか

超越瞑想が依存症患者に作用する仕組みは、まだ明らかにはなっていない。しかし、超越瞑想によってストレス、不安、怒り、うつが軽減すれば、気分をよくするために何かに依存する傾向も減少するというのは道理にかなっている。

モービーもジョーナもそのようなケースであった。アルコールを利用した理由の一つは「ポットの中のお湯の温度を下げるため」、つまり頭の中の不安を減らすためだったと、モービーは話していた。彼はアルコールでは達成できなかったことを超越瞑想で達成したのである。

同様にジョーナも、超越瞑想には絶えずブツブツ言う「気泡発生機」を黙らせる力があると述べた。「マントラを思い、それを超越すると、生命の深い、静かな、至福に満ちた、絶対的なレベルと繋がることができる」と彼は語った。

ハワード・スターンが超越瞑想を学んだ後でタバコをやめた理由は、はっきりしていない。彼は一日に三箱以上も吸っていたが、超越瞑想を始めてからはどういうわけかタバコに魅力を感じなくなったという。超越瞑想を始めた途端にタバコやドラッグを利用する気がしなくなったという体験は、他の多くの人たちも報告している。

スクリプス研究所のジョージ・クーブと国立薬害研究所のノラ・ヴォルコウによると、薬物依存症は「過度の摂取・陶酔」「退却・否定的な感情」「夢中・期待」という三段階のサイクルから構成されているという。三番目は、その物質が欲しくてたまらなくなる段階である。

　動物とヒトの画像研究から、これら三段階にはそれぞれ異なる神経回路が関与していることがわかっている。最初の「過度の摂取・陶酔」の段階には、腹側被蓋野《ふくそくひがいや》と呼ばれる脳の報酬センターが主に関与している。「退却」に伴う身体的および感情的な苦痛は脳の警報回路を構成する扁《へん》桃体《とうたい》に関係している。「夢中」には脳の多くの部分が、特に前頭前皮質が関係している。

「この一回限り」から「やめられない」という依存への移行に伴って、脳のさまざまな回路が変化していく。それは報酬センターから始まって最終的には前頭前皮質が損傷を受けることになる。そして、そのために、依存症患者の多くが間違った決定をするようになる。彼らは自分の人生のさまざまな面の相対的な重要性を正しく評価できなくなる。意思決定力が、彼らの欲するアルコールやドラッグに乗っ取られてしまうのだ。

　これまでの章では、超越瞑想は前頭前皮質を通して不安障害やＡＤＨＤの人たちによい効果を与えるのだろうという議論をしてきた。おそらく、同じ説明が依存症の人たちに対してもできるだろう。

　プエルトリコ大学の研究者Ｊ・ピーターズらは、恐怖と依存症の神経回路が前頭前皮質で重なっていることを指摘し、恐怖と依存症の治療にはこれらの回路が関係すると述べている。

　規則的な超越瞑想の前後で依存症の人たちの脳にどのような変化が起きるかは、非常に興味のあるところである。おそらく、よりよい意思決定に関係する前頭前皮質と不安や苦悩に関係する扁桃体に変化が見られるはずである。

第八章　生徒も教員も、学校が変わった

最近の私ぐらいの年齢の人たちは静かに座ってリラックスする方法を知りません。あの静かに座る時間は自分のためになります。

――レスリー・ポッツ、十六歳、デトロイトの高校生

「静かな時間プログラム」

ヴィジテーション・ヴァレー中学は、サンフランシスコ最南の貧困地区にある。この地区の南側には、隣の郡との境界線があり、両側には大きな公園がある。北側には、サンフランシスコと外部を結ぶただ一つの高速道路が走っている。

こうしたことからも想像できるように、この地区はサンフランシスコの中でもたいへん孤立した所だ。住民の多くは、第二次世界大戦後に公務員用につくられた老朽化した集合住宅に住んでいる。「サンフランシスコ・クロニクル」は、ここを「この街でおそらく最も危険で抑圧された所」と呼んだ。学校は丘の中腹にあり、谷底に広がる荒廃《こうはい》した家々を見下ろしている。

ジム・ダーキーは、一九九九年にヴィジテーション・ヴァレー中学校の校長に任命された。新

学期が始まる前日に、教育長はジムに皮肉なお世辞を言って、異動の知らせを告げた。
「我々は君にヴィジテーション・ヴァレーに行ってもらうことにした。他にふさわしい校長がいないので、君しかいないと思ってね」

ジムは、そのときまでに二十八年間、教育の仕事をしてきた。他の教師たちが敬遠するような重い学習障害をもつ子供たちに教えることも多かった。

ジムが翌日に出向いた学校は、彼の言葉によれば、「まったく機能が損《そこ》なわれた所」だった。「何もうまくいっていなかったし、誰もそれを気にしていません。一週間前には学校の近くで殺人事件がありました。私はゼロから出発しなければなりませんでした」

ジムは、誰もが認める有能なリーダーである。しかも、みんなに好かれる気さくな男だ。それでも、ヴィジテーションでは何年も奮闘しなければならなかった。しかし、やがて転機がやって来た。それは、「教育における幸福と達成のためのセンター（ＣＷＡＥ）」の会合に出席した後のことだった。

そこで彼はＣＷＡＥの幹部だったローレント・ヴァロセクとジェイムズ・グラントに会った。二人とも長期の瞑想者《めいそうしゃ》であり、超越瞑想（ＴＭ）の教師である。ヴァロセクは、以前には三つのハイテク企業のＣＥＯをしていた。また、グラントは教育学の教授であり、複数の教育機関に超越瞑想プログラムを導入した経験をもっていた。二人は「静かな時間プログラム」に興味をもちそうな校長を募集していた。それにジムが応じたのだ。

「静かな時間プログラム」というのは、一日に二回、それぞれ十分間ほど静かにしていることを求められるので、そのように呼ばれている。超越瞑想を習って、その時間に瞑想したい生徒たちはそうすることができる。他の生徒たちは座って静かに休んでいるか、あるいは、静かに読書をしていてもよい。

このように瞑想を強制しないやり方であるので、瞑想が自分たちの信じる宗教と相容《あいい》れないのではないかと心配する親たちも安心できる。実際には、超越瞑想には宗教的な教えや実践はまったく含まれていないので、親たちの心配は取り越し苦労とわかって自然に消えていくのが常である。

逆説的ではあるが、学校で何が起こっていようが知ったことではないという、地域の人たちの無関心がかえって好都合だったとジムは語る。

「おかげで、これまでとは違う新しい方法を試すことができました。もっと裕福な地区で瞑想の導入を提案したら、たぶん門前払いだったでしょうね。ここでは、『ああ、君はそれをやりたいのか。いいよ。やってみなよ』という調子でした」

ジムが、「静かな時間プログラム」に興味をもったのは、次のような経験があったからだ。

ある日、生徒たちを教室に閉じこめておかねばならない状況が発生しました。近くで銃撃事件が起こったのです。警察が犯人たちを追いかけ回していました。生徒たちは不安で神経質になっていたので、私は電話をとって指示を出しました。みんなに机の下に潜《もぐ》って十分間、静かにしているようにと言ったのです。そして、その後で気づいたのですが、その日だけは特別に学校の中に大きな変化が起こりました。みんなの互いに対する態度が変わったのです。「ああ、あの静かにしていたことにはこんな大きな効果があったのか！」と私は思いました。

ヴァロセクとグラントは、六年生と七年生の全員が先に「静かな時間プログラム」を始めて、彼らをまだ始めていない八年生と比較するとよいだろうと提案した。八年生は比較が終わった後でプログラムを始めるのである。違いはすぐに現れた。四ヵ月もたたないうちに、六年生と七年生では重大な校則違反をした生徒に科せられる二日以上の停学が四五パーセントも減少した。しかし、八年生は例年のパターン通りに停学が増加したのだ。

導入したプログラムの一環として、ジムと教員たちも超越瞑想を学んだ。ジムが気づいた教員たちの興味深い変化も、超越瞑想の効果であるようだ。

わが校のような学校では、教員たちが燃え尽きているという状況がよく見られます。教員たちは一週間おきに月曜日に休んだり水曜日に休んだり金曜日に休んだり、そんな調子で勤務していいます。ところが、超越瞑想を始めると教員たちは急に休みを取らなくなりました！これは大きな変化です。

ジムは、毎日、校長室の外にあるホワイトボードにその日に休んだ教師の名前を書いていた。それが何日も続いて空欄になった。

予想しなかったもう一つの結果は、ジム自身の健康が改善したことだった。超越瞑想を始めてからは、四年間ずっと高くなっていた血圧が下がった。糖尿病《とうにょうびょう》のコントロールでも劇的な改善が見られた。かかりつけの医師に「何かやっているのですか?」と聞かれた。「超越瞑想を始めました」と答えると、医師は「続けてください」と言った。

私は二十年間、学校経営の仕事をしてきました。校長にとっていちばん大きな問題は、その地位から生じるストレスです。それが最近では非常に大きくなってきました。「落ちこぼれゼロ」法の施行以来、大きなプレッシャーが校長にかかっています。

結果が出ない場合に首になるのは、教師でも生徒でもなく校長ですからね。だから、何か打つ手があるというのは、私のような立場の人たちにとっては本当によいニュースです。

「荒海の中の安全な島」

「静かな時間」が始まってから、ジムが気づいた歓迎すべき変化が他にもある。ヴィジテーションの校長をしていた最初の九年間は、卒業生がまた学校に遊びに来るということは一度もなかった。それがいまでは、かつての生徒たちの何人かが「常連客」になってくれた。自分たちはこの学校の九年生や十年生だといったような感じで学校にやって来る。

超越瞑想プログラムによって学校の雰囲気が変わり、生徒たちと教師たちの絆《きずな》が強まったのではないかと、ジムは思っている。また、生徒が家で超越瞑想を続けるのを助けるような手だては何もしていないにもかかわらず、生徒の半数近くが休みの日にも超越瞑想を続けているという。

ジムにかかってくる電話から判断すると、「静かな時間」が始まってからは保護者たちも変化したようだ。ある父親がジムにこう尋《たず》ねた。「息子を見ていて気づいたんだが、学校から帰ってきて弟を殴《なぐ》らなくなった。息子に何を教えたのかね？」

ジムは答えた。「自分をコントロールする仕方を教えています」

別の保護者からはこんな電話があった。「うちの子供たちにはたいへんよい効果が表れています。私にもやり方を教えてもらえませんか？」

学校の近隣は相変わらず危険だった。以前に比べて殺人事件は減ったものの、ヴィジテーション・ヴァレーは安心して生活できる所ではない。銃で撃たれたり強盗に出会ったりするのを最小限に抑えるために、子供たちは朝には家から学校へ走って登校し、午後には学校から家へ走って下校した。

しかし、学校の中は平和だった。「サンフランシスコ・クロニクル」は「荒海の中の安全な島」と書いたが、まさにその通りだった。ジムが子供たちのことを考えるとき、最近では「喜び」とか「幸福」という言葉が心に浮かんでくるようになった。物議をかもすことになるかもしれないこのプログラムを思い切って導入して、いまではよかったと思っている。

ヴィジテーション・ヴァレーは「教員にとって困難な学校」として折り紙つきであった。そこに勤務しようという勇敢な教師には特別手当がついた。それにもかかわらず、教員の転出率は高かった。

しかし、「静かな時間」が始まった後の二〇〇八年から二〇一〇年の間には、転出した教師は一人もいなかった。そして、学校は地区の「教員にとって困難な学校」のリストからはずされた。ジム・ダーキーはこの達成を認められて、二〇〇八年の「全米で最も優《すぐ》れた中学校長」に選ばれた。この名誉ある賞は、全米中等学校校長会によって毎年与えられるものである。

ヴィジテーション・ヴァレーの「静かな時間プログラム」を後援した組織のCEOローレント・ヴァロセクも、学校がすっかり変わったということについてダーキーと同意見である。まず、「静かな時間」が始まる前の学校がどんな様子だったのか、彼の話を聞いてみよう。はじめてこの学校を訪れたときの彼の体験である。

ストレスのレベルがかなり高かったですね。騒がしくて、あちこちで喧嘩《けんか》が起こっていました。生徒たちだけでなく時には先生たちまでも大声で叫んだり、金切り声を上げたりしていました。最も驚いたのは、体重が一〇〇キロ以上もあるような大柄な生徒が校長室の前の壁に大きな金属製のゴミ入れを投げつけて叫んでいるのを見たときでした。それはまさにその学校を象徴するような光景でした。

教室の中ではたくさんの小競《こぜ》り合いがありました。週に二回ぐらいはひどい喧嘩もあったようです。警備員が二人と、それに当初は制服を着た警官もいたのですが、喧嘩を見たら教師たちも止めに入らなくてはなりません。とにかく喧嘩が多くて、全体的に生徒たちは打ち解けない感じでした。彼らの目を見ると、そこには重苦しさがあって、あまり幸福そうではありませんでした。

私たちは職員会議を傍聴《ぼうちょう》しました。驚いたことに、校長のジムが話しても、教員たちの多くが注意を向けていません。彼らは小さいグループに分かれて座って、そこで雑談しているのです。中には大きな声で議論しているグループもありました。ジムはみんなに声が届くように大声を張りあげて話さなければなりません。それはまったく機能していない会議でした。

ヴァロセクが生徒たちと教員たちの変化について受けた印象は、ジムの受けた印象と似ている。

春に教員たちが超越瞑想を習って二、三ヵ月たったときには、会議でのジムの声の調子がすっかり変わりました。以前よりもずっと快活な雰囲気になりました。教員たちの間のコミュニケーションもずっとよくなりました。教員たちは校長の話を注意して聞くようになりました。「静かな時間プログラム」が始まる前と後のこの二つの職員会議は、非常に対照的でした。

また、学校全体の雰囲気も大きく変わりました。快活さが満ちています。生徒たちの間にも、生徒たちと教員たちの間にも、たくさんの笑顔や優《やさ》しさが見られるようになりました。そこは都会の中の非常に貧しい地区の学校だったのですが、たくさんのよいことが見られるようになりました。

ジムは以前にも英雄的な努力をしていたのですが、学校はそんな雰囲気ではありませんでした。正直なところ、「静かな時間」が始まった最初の一年ぐらいは、その学校へはあまり行く気になりませんでした。「あの環境へは行きたくないな」と思った日が何日もありました。しかし、いまでは行くのが楽しみになりました。

ジムは退職しましたが、この変化は続けられると思っています。超越瞑想を長期にわたって行うことで、学校の集合的な意識が変わってきました。いまでは、超越瞑想はその学校の文化の一部になっています。

こうした結果を見て、サンフランシスコの別の中学校、エヴェレット校でも、二〇〇八年の秋から「静かな時間」が始まった。ヴァロセクとグラントは、二つの学校の現在までの結果を分析した。いくつかの重要な発見をここに紹介しよう。

生徒たちの行動が大きく変化したことをみんなが認めている。喧嘩や停学が減っただけでなく、毎日の出席数が増えた。ヴィジテーション・ヴァレーでは停学が五〇パーセント近く減少した。出席数については、以前にはこの地区の他の中学校と同様に減少の傾向が見られた。ところが、「静かな時間」が始まってからは、どちらの学校でも平均出席数が二パーセント増加した。

これは、他の中学校では依然として減少の傾向が続いていたのと対照的である。実際に、一パーセント以上の改善が見られた学校は他にはなかった。つまり、「静かな時間」導入後の平均出席率の増加は、サンフランシスコの他のどの中学校にも見られなかった現象だったのだ。

生徒にも教員にも効果

どちらの学校でも、おそらく何年ぶりかで、超越瞑想の効果で学習が可能な状況が生まれた。では、生徒たちはより多くを学んだのか？　答えは、「イエス」だ。ＧＰＡ（成績評価指標の一つ）の点数は、どちらの学校でも四年連続して下がり続けていたが、プログラムを導入した年にはどちらの学校でも上がった（最高四・〇点のところエヴェレットでは〇・二、ヴィジテーションでは〇・三の増加）。

学校関係者は大いに喜んだ。学業が不振であったアフリカ系アメリカ人たちや太平洋の島々出身のマイノリティたちにおいては、学校全体の成績向上の二倍の向上が見られた。成績の格差を縮めることはどの州でも非常に困難な問題であって、教育者の間では「教育の聖杯（実現不可能な理想）」と言われていたから、これは特別に喜ばしい達成であった。

生徒たちの心の健康度も大幅に向上した。標準的なテストで評価したところ、不安やうつの減少、自分を大切に思う気持ちの向上が見られた。多くの生徒たちは、こうした心理的な改善は超越瞑想の効果だと認めている。

教員たちの間にも効果が見られた。ヴィジテーション・ヴァレーでは、「静かな時間」の二年目には病欠の日数が三〇パーセント減少した。標準的なテストでは、どちらの学校でも、ストレスの減少、睡眠の改善、思考の明晰《めいせき》さの増大が見られた。

ある教員は、日曜日の夜に憂うつにならなくなったと言い、それから気取らずにこうつけ加えた。「いまでもむかっとすることはありますが、その回数は少なくなりました」別の教員は、感覚が以前よりも鮮明になり、ストレスの多い出来事から早く回復できるようになったという。このプログラムのおかげで体重が七キロ減って、洋服のサイズを二つ下げられたという女性教員もいた。

サンフランシスコの二つの中学校で実験的に行われた「静かな時間プログラム」は、あらゆる面から見て成功だったと言えるだろう。研究者たちは調査の一環としてサンフランシスコの教育委員会の一つのグループに超越瞑想を教えている。これまでと同様な好ましい結果が得られたら、ベイエリアのあちこちの学校で「静かな時間」が始まるかもしれない。

原型は「マハリシ・スクール」

サンフランシスコの「静かな時間プログラム」の原型は、アイオワ州フェアフィールドにあるマハリシ・スクールである。一九七五年に設立されたこの学校は、幼稚園以前の幼児から十二年生までを対象に「意識に基づく教育」を行っている。

校長のリチャード・ビールによると、それは「生徒たちの心を高めることを優先する教育」である。ストレスを受けている生徒は、最適な状態で学習できない。だから、ストレスを解消して脳の機能を最適にすることがマハリシ・スクールの主な目標であり、その手段として子供たちは毎日二回の超越瞑想を行っている。

生徒数は一九〇人ほどで学校の規模は大きくはないが、科学コンテスト、演劇、テニス、学業コンテストなどで生徒数の割合からすると非常に多くの賞を取っている。

注目すべき例をいくつか挙げよう。二〇一〇年には、成績優秀な生徒に与えられる全米育英会奨学金の準決勝候補に四〇人が選ばれ、そのうちの三四人が最終的に奨学金を獲得した。この数字は全米の学校の平均値よりもずっと高い値である。

国際的な創造性コンテストの「デスティネーション・イマジネーション（ＤＩ）」では、州大会で六つの最優秀賞を獲得した。また、年に一度の世界大会でも六つの最優秀賞を獲得した。これらの生徒たちはけっして厳しく指導され追い立てられているのではない。私は二〇〇九年に数日間この学校を訪問して知っているのだが、生徒たちは幸福感や好奇心で溢《あふ》れているのだ。

映画監督のデヴィッド・リンチが世界中の学校に超越瞑想をもたらすための財団を設立したのは、この学校の生徒たちの演劇を観《み》たのがきっかけだった。生徒たちの演劇会に招待されたときには、「今晩は退屈な時間を過ごさなければならない」と思った。しかし、驚いたことに、劇はとても新鮮で、生徒たちは彼がそれまでに見たことのないほど喜びに満ちていきいきとしていた。

彼は考えた。「もしこれが意識に基づく教育の効果だとしたら、すべての子供たちにそれが与えられるべきだ」サンフランシスコの中学校に「静かな時間プログラム」を提供したのは、デヴィッド・リンチ財団だった。

パイオニアの決断

デヴィッド・リンチ財団が設立される以前にも、超越瞑想の学校導入の効果を確信した革新的な中学校長が二人いた。ワシントンDCのジョージ・ラザフォードとデトロイトのカーメン・ナンディである。以下に二人の話を紹介しよう。

「ドク」というニックネームでみんなに親しまれているジョージは、九〇年代のはじめにマハリシ・スクールを訪問して、リンチと同じような感銘を受けた。「フェアフィールドの学校が超越瞑想で成果を出しているのを見て、これは私の学校でも使えると思いました」

当時の彼の学校は、ワシントンDCの荒廃した地区にある「フレッチャー・ジョンソン教育センター」という学校だった。TM教師のボブ・ロスの表現を借りると、「裏通りはいたわしいほど貧しく、犯罪も多発していて、米国で最悪の地域の一つ」であった。学校は丘の上に立っている殺風景なコンクリートの巨大な建物で、「飾りの小塔や窓がない城か要塞《ようさい》」のように見えたという。

当時は、麻薬戦争の真っ最中でした。あちこちで喧嘩や発砲事件がありました。学校のすぐ近くでもそれが頻繁《ひんぱん》に起こっていました。子供たちはひどい状態の中を通学していました。命がけで登校してきた子供たちはみんな脅《おび》えていました。学校は生徒たちの唯一の安全な避難所でした。そして、私たちは学校をそのような場所として守っていかねばならないと思っていました。

一九九三年に、ジョージは「静かな時間プログラム」を学校に導入した。五年生と九年生の生徒たちが一日に二回、二十分ずつ超越瞑想をした。サンフランシスコの生徒たちと同じように、停学数が減少し、毎日の出席数が増加し、学業成績が向上した。

実際に、五年生はカリフォルニア基本学力テストにおいてワシントンDCの中学の中で最高の伸びを見せて、その年の賞を獲得した。生徒たちの変化はサンフランシスコで見られた生徒たちの変化とよく似ていると、ジョージは言う。「生徒たちが落ち着いてきて、学校全体がよい雰囲気になりました。以前には、生徒たちはたいへん不安な状態で学校にやって来て、それが一日中続いていたのです」

教員の一人であるローズ・フィリップは、それまで何十年にもわたって、大都市の貧困地区で超越瞑想を教えてきた。彼女はこうつけ加えた。「超越瞑想の最も顕著《けんちょ》な効果は、子供たちが熱心に勉強するようになったことです。本がよく読めるようになりました。読書をいやがらなくなりました。教員たちに対して礼儀正しくなり、クラスメートとも仲よくできるようになりました。学習の能率が上がり、いろいろなことをよく覚えるようになりました」

一九九七年に、二人の長期瞑想者カーメン・ナンディと彼女の夫は「静かな時間プログラム」を彼らがつくったデトロイトのチャータースクールに導入した。それは彼らが幼い娘の事故死を悲しんでいる最中のことで、学校はその娘の名にちなんでナタキ・タリバと名づけられた。

ミシガン大学のカーラ・ロージーンとリタ・ベンは、一年間超越瞑想をしている七年生の生徒一〇〇人にインタビューして、二〇〇六年に、より深いリラクゼーション、より優れた感情的知性、学業成績の向上といった改善を報告した（注35）。

レギー・ドージアとカーラ・ドージアはナタキ・タリバ校の八年生のときに「静かな時間プログラム」を経験した。私がインタビューしたときには、兄のレギーは十九歳、妹のカーラは十五歳であった。私が尋ねると、彼らはプログラムのことを懐《なつ》かしそうに思い出した。

熱心なスポーツマンだったレギーは、集中力を持続させたり、考えをまとめたり、心を落ち着かせるのに役立ったという。「若いときには、あちこち動き回っていて、静かに座るなんてことはあまりしません。でも、試合から帰ってきたときには体のあちこちが痛くてすっかり疲れ切っていましたから、超越瞑想をするにはもってこいでした」いま彼は経営学を学んでいる大学一年生である。

カーラは、超越瞑想をすると心が落ち着き、「状況を静める」ことができたという。集中力や記憶力も向上した。彼女はいまも毎日超越瞑想をしている。

レスリー・ポッツは十六歳で、私がインタビューしたときにはまだナタキ・タリバ校の生徒だった。彼女は、超越瞑想を始めたときからよく眠れるようになった。怒りが少なくなり、人に対する口の聞き方も穏《おだ》やかになったという。

超越瞑想をすると否定性がなくなり、清められるようです。たいへんな状況の中でも、自分の周りではなく自分の内側に静けさを見つけられます。完全にリラックスできます。どんなものにもよい面と悪い面があるものですが、超越瞑想にはまったく悪い面がありません。とても素晴らしいものです。

成績の悩みからいじめ問題まで

「静かな時間プログラム」は、これまで見てきたような大都市の中のストレスの多い学校だけに役立つものだろうか？　そうではないようだ。都市の郊外で開業している精神科医として、私は中流上層家庭の子供たちと接することが多い。彼らもまたたいへんなストレスを抱えている。

彼らの息つく暇もないスケジュールを知れば、その理由がわかるだろう。多くの高校生は、成績優秀者だけが受講できる大学レベルの授業を受け、一日に何時間も勝敗を競い合うスポーツをしている。家に帰って宿題をやり終えたときには、もう就寝時間になっている。あるいは、就寝時間をとっくに過ぎている。

アミー・ウルフサンとメアリー・カースカドンは、一九九八年にロードアイランドの若者たちの睡眠に関する調査を行った。それによると、十三歳から十九歳までの子供たちは年齢が上がるにつれて睡眠時間が少なくなっており、その否定的な結果が現れている。睡眠時間の減少は、日中の眠気、落ちこんだ気分、成績の低下と関連していたのだ。

私の経験から言うと、中流階級とエリート校にはストレスのもとになるものが数多くある。小中学校を高校や大学への進学の訓練の場と見なす傾向はますます強まっている。米国心理学会の最近の調査によると、生徒たちの四〇パーセント以上が学校の成績で悩んでいる。よい成績は、子供たちに将来への希望を与える。また、スポーツの才能が認められるためにも、最低限のＧＰ

Aが求められる。

私のクライアントの一人、十六歳のジェニーはこう言う。「いつもテストばかりで私たちはすっかりまいっています。点数がよくないと、『ああ、これじゃあ大学へ行けない！』ってみんなが言うのです。親も子供が期待に応えていないと頭にきてしまいます」

何事につけても激しい競争意識がある。ジェニーの言葉をもう一つ引用しよう。「外見、学校、スポーツ、大学、私たちはいつも何かについて競争ばかりしています」

女子と男子のどちらも人気と成績を気にしているが、とりわけ女子は外見（特に太りすぎやニキビ）を非常に気にしている。かわいくなければ、みんなに好かれない、ボーイフレンドができない、結婚できない……将来に対する悩みがコントロールできなくなり、現在のストレスの発生源となる。

最近では、いじめが学校の大きな問題と認識されるようになってきた。米国児童青年期精神医学会によると、子供たちの半数が学校でいじめを受けたことがあり、少なくとも一〇パーセントは繰り返し受けているという。

中学校や高校では、生徒同士の関係から来る社会的なプレッシャーも大きい。ドラッグやアルコールが横行している。直接的に押しつける人が誰もいない場合でも、みんなに受け入れてもらい仲間になりたいと願う若い人たちがそれに「ノー」と言うのは簡単ではないだろう。

ソーシャルネットワーキング・メディアも社交的な不安を拡大している。子供たちは自分が非難されたりみんなの前で恥《はじ》をかかされたりするのを恐れているので、フェイスブックのウォールに他の子供たちが何を書くかをとても気にしている。

人と調子を合わせなくてはというプレッシャーは、思いがけない結果につながることがある。先に登場した高校生のジェニーは次のように言う。「仲間の子供たちが自分の親に行き先について嘘《うそ》を言うことがあります。そのようなときには、私も同じように嘘を言わないと、嘘をついた友だちを困らせることになります。ですから、たとえ自分は嘘をつきたくないと思っていても、自分も同じように親に嘘を言わなければならないというプレッシャーがあります」

また、彼女は今日の女子生徒たちが直面している性的なプレッシャーを指摘する。ジェニーの友だちの何人かは、ボーイフレンドの性的な要求に応えなければ相手にしてもらえなくなるのではと心配しているという。

このように、中流階級の豊かな家庭の子供たちにとっても、今日の学校は決して安楽な所ではない。「静かな時間プログラム」は都市の貧困地区の学校で明らかに成功を収めた。私はこれを裕福な地区の学校へも拡げるべきだと思う。それはきっと大きな価値のあることだ。

超越瞑想が学校に導入されたときに教師たちが気づいたように、ストレスが軽減されれば、子供たちはもっと柔軟に考えることができるようになるはずだ。

まさにそのことをナンシー・スピレインは経験した。彼女は、コロラド州スティームボートスプリングズの中流で保守的な家庭の子供たちを預かるローウェルホイットマン小学校の校長である。ナンシーは理事会と教員たちを説得して、「静かな時間プログラム」を学校に導入した。最初に教員たちが、次に五年生から八年生の生徒たちが超越瞑想を始めた。

ナンシーはこのプログラムの効果を正式には調査しなかったが、私がインタビューした他の学校の校長たちと同様に、その結果に満足していた。生徒たちには学業面に加えて運動面でもプログラムの効果が見られた。たとえば、ホッケーをしている生徒たちの場合は、他の生徒たちの動きを考えてプレーするセンスが向上したという。「パックがどこに行くかを予想して動けるようになりました。頭脳の異なる部分がより調和的に効率よく機能しているようです」

このような観察は、超越瞑想を規則的にしている人たちにおいては脳の異なる部分のＥＥＧ（脳波図）パターンに大きな同調が見られるというフレッド・トラヴィス博士の調査結果と一致している。

現在、世界中のさまざまな国の一〇〇以上の学校で「静かな時間プログラム」が利用されている。このプログラムが導入されたどの学校でも、教師たちと生徒たちは同様に喜んでいる。本書が出版される頃には、このプログラムを採用する学校はさらに増えているだろう。本書では、超越瞑想は学校でどんな効果を発揮するのだろうか。いくつかの調査を見てみよう。

不安が激減、知能が向上

二つの調査の結果がここに述べるに値する。二つのうち二番目の調査は、実は三つの調査が一組になったものだが、特に印象的である。これらの調査はすべて、マハリシ経営大学に関係のある研究者たちによって行われた。

一番目の調査は、サンフォード・ニディチらが米国内の四つの地方の一〇六人の高校生（彼らの八七パーセントはヒスパニック、アフリカ系アメリカ人、アメリカ先住民などの、いわゆるマイノリティであった）を対象にして行ったものである。一〇六人のうち六八人が超越瞑想を習い、残りの三八人は習わなかった。超越瞑想をしている生徒たちはしていない生徒たちよりも、不安を含む感情的健康度を測定する標準的筆記試験において大幅な改善を見せた。

この調査の一つの限界は、ＴＭグループと対照グループのどちらに入るかを生徒たちが自分で選択したということだ。つまり、研究者たちが生徒たちを二つのグループに無作為に振り分けたのではなかった。前にも述べたように、臨床《りんしょう》試験で確かな結果を得るためには、参加者たちを異なるグループに無作為に振り分けなければならない。

二番目の研究では、カムティム・ソーとデヴィッド・オームジョンソンが台湾の高校生三六二人を対象にしてよく管理された三つの調査を行った。この結果は、二〇〇一年に「知性（*Intelligence*）」に発表された。この分野では最高の権威をもつこの学術雑誌の査読者たちは、二年かけてこの論文を審査した後にようやく発表を許可した。査読が慎重になったのは、調査の結果がすぐには信じられないほどめざましいものであったからだ。

要約すると、超越瞑想を六ヵ月から十二ヵ月行った生徒たちのグループでは、他の三つの対照グループと比較して、生徒たちの不安が大幅に減少し、幅広い範囲のさまざまな知能が向上した。三つの対象グループとは、（一）昼寝をするように指示されたグループ、（二）特に何も指示されなかったグループ、（三）超越黙想を行ったグループであった。

調査期間が短かったことと、幅広い範囲にわたってさまざまなスキルの大幅な向上が見られたことを考えると、この結果は非常に興味深い。詳細については巻末に示した文献を参照されたい（注36）。

「静かな時間プログラム」をもっと広く導入しようと考えている政策決定者たちにとっては、このプログラムの管理された調査がさらに行われることが必要になるだろう。「静かな時間プログラム」を自分の学校に導入したいと思う教育者たちには、超越瞑想プログラムを子供たちに提供することを使命とするデヴィッド・リンチ財団にコンタクトすることをお勧めする（訳注：日本における連絡先はマハリシ総合教育研究所）。

第九章　刑務所での革命的アプローチ

悪であるとわかっていて悪を選ぶ人はいない。
ただそれを幸福と間違えてしまうのだ。
――メアリ・ウルストンクラフト

厚い壁の向こう側

刑務所の厚い壁の向こう側では何が起こっているのだろう？　私を含めてほとんどの人は、そんな問題はあまり考えたことがないだろう。もし、私たちが何らかの考えをもっていたとしても、それは、たとえばスティーヴン・キングの小説に基づく映画「ショーシャンクの空に」などに見られるような架空の描写によってつくられた考えではなかろうか。

『モンテクリスト伯』以来、そのような架空の描写が私たちに語るのは、一般的には次のような物語だ。ある無実の男が敵に罪の濡《ぬ》れ衣《ぎぬ》を着せられ投獄される。彼は筆舌に尽くしがたい恐怖に耐えた後に、自らの創意工夫と英雄的な行為によってついに脱獄に成功し、自分を陥《おとしい》れた敵に当然の報復を加える。

無実の人が投獄されるというのはよく聞く話ではあるが、実際にはそのようなことは例外に属している。たいていの受刑者は実際に罪を犯しているし、その中には凶悪な犯罪もある。しかも、受刑者の多くは犯罪の常習者である。いずれにせよ刑務所の生活というのは、一般的には不愉快で、粗野《そや》で、長いものである。

では、受刑者たちについて何がなされるべきか？　社会は彼らを閉じこめて、そのまま鍵《かぎ》を投げ捨ててしまえばよいのか？　それとも、彼らを社会に復帰させるよう努力すべきなのか？　実際に、それは可能だろうか？　社会の安全と受刑者の人権とのバランスは古くからの問題であり、さまざまな解決策が提案されてきた。

犯罪学者のマーク・ホーキングによれば、「建国当時から一九八〇年代まで、米国の刑事司法制度は、刑罰と社会復帰の間で周期的に揺れ動いてきた」という。しかし、現在では、この分野の専門家の間に一つの合意が見られるようになった。それは「受刑者が多すぎる」という合意だ。

次の驚くべき事実を考えていただきたい。

＊一九八〇年から二〇〇七年の間に米国の人口は三五パーセント増加した。これと同じ時期に、受刑者数は三七三パーセント増加した。人口増加の一〇倍以上の増加だ！

＊記録が残されるようになって以来、犯罪者が全人口の中に占める割合は中国を含めた先進国の中で米国が最高である。一九九七年には、米国の成人人口の約三パーセントが矯正《きょうせい》施設の監督下にあった。

＊米国では毎年、矯正教育制度に総額六八〇億ドル（国民一人当たり毎年二二〇ドル）が使われている。

＊米国の受刑者の七〇パーセントは、出所後三年以内に再逮捕される。

オレゴン州の試み

明らかに、こうした激増する財政負担を公衆の安全を犠牲にすることなく減らす新しい方法が必要である。また、受刑者のほとんど（約九五パーセント）は、遅かれ早かれ釈放されるということも考えなければならない。彼らの心の状態や再犯の危険性は、家族、友人、再犯の犠牲者になる人たち、それにもちろん納税者も含めて、あらゆる人にとって重大な意味をもっている。

オレゴン州セイレム刑務所のCEOトム・オコナーは、唯一の合理的解決策は受刑者たちの社会復帰であるという。彼の指摘によると、効果的な社会復帰プログラムに一ドル使えば、それがどんなプログラムかにもよるが、社会にとって最大で九ドルの節約になる。

メタ分析によると、受刑者を社会復帰させるためにすでに行われているプログラムのおかげで全米の再犯率は一〇パーセントほど低下している。この数字は、人々との共同作業という新しい考え方や方法によってさらに改善できると、彼は言う。

オコナーは、米国の刑務所の状況を、一九七〇年代半ばに経済学者のムハマド・ユヌスが見たバングラデシュの経済問題と比較する。ユヌスは大規模な経済政策では彼の大学の近くに住む村人たちを貧困から救い出せないと気づいて、小額のローンというアイデアを思いついた。

彼は最初に、自分のお金から二七ドルを出して村の四二人の女性に貸した。これは、家具づくりの材料を買うのに必要なお金だった。女性たちはこの小額のお金を借りて家具づくりのビジネスを始め、ローンを返済した。

このようにして一つの革命が起こった。今日では、キヴァやグラミン銀行のような多くの組織が小額のローンを提供して、貧しい人たちが小規模のビジネスを始めるのを援助している。この仕組みはたいへんうまくいっている。次第に農民たちの生活が改善された。たとえば、子供たちが学校に行けるようになった。

大規模な経済政策では村人の貧困を救えないのと同じように、犯罪者を裁いて投獄するという大規模な犯罪裁判プログラムでは犯罪を防止できない。大規模なプログラムとは異なる仕方で効果を発揮する超越瞑想《ちょうえつめいそう》（ＴＭ）のような新しい形の矯正教育に小規模の投資を行うことが必要だと、オコナーは言う。

もし、そうした投資によって人々を犯罪から救い出すことができれば、その投資は再犯率の減少という形で何倍にもなって返ってくる。人々への小規模投資は、刑務所を建てて運営するという現在行われている巨額投資よりもはるかに効果的であろう。

刑務所やその他の施設で超越瞑想の利用や効果に関して大量の調査がなされていることを知って、オコナーはオレゴン州の矯正教育局内で協力し合って三つの刑務所で継続的な調査を行うことにした。

実際に再犯率が下がるような効果的なプログラムを行おうとすると、一人当たり年間一万二〇〇〇ドルから一万四〇〇〇ドルのコストがかかる。それに比べると、超越瞑想を受刑者に教える費用は格段に安い。オレゴン州の調査は十分に元がとれると、オコナーは考えた。

では、オコナーがそれを見てオレゴン州の刑務所に超越瞑想を導入しようという気になったという、その調査はどんなものだろうか？　次にそのいくつかを見てみよう。

再犯率が減少した

矯正施設における超越瞑想の効果については、今日までに二〇件の調査がなされている。その内の一九件は受刑者を対象にした調査であり、もう一件は職員を対象にしている。調査方法の厳密さはさまざまであるが、どれも何らかの方法で管理された調査になっている。詳しく知りたい読者には、『矯正教育と犯罪予防における超越瞑想（*Transcendental Meditation in Criminal Rehabilitation and Crime Prevention*）』というよくできた専門書をお勧めする（注37）。

本章では、再犯率に関する調査に焦点を当てようと思う。それが社会全体にとって最も重要な結果であるからだ。

再犯率を分析した調査としては、三つのよく設計された遡及的《そきゅうてき》調査がある。その中の一つの調査では、ブレイクとアブラムがサンクエンティン、フォルサム、デューエルの州立刑務所の二五九人の受刑者たちを二五九人の対照群と比較しながら追跡調査した。

超越瞑想を学んだ受刑者たちの再犯件数は対照グループよりも、仮釈放後の一年間では四〇パーセント、六年間では三〇パーセント少なかった。どちらの結果も、単に統計的に有意だというだけでなく、社会的にも有意であり、このことだけでも注目に値する（注38）。

しかし、この話にはさらに続きがある。マハリシ経営大学のマックスウェル・レインフォースらは、受刑者らが仮釈放されてから十五年後に再び彼らを見つけて調査を行った。人数は瞑想者が一二〇人に、対照群が一二七人に減っていた。超越瞑想を習った人たちの再犯率は対照グループに比べて四三パーセント少なかった（注39）。

チャールズ・アレクサンダーらも、マサチューセッツ州のウォルポール州立刑務所から釈放された受刑者たちに対して同様の追跡調査を行った。彼らは、超越瞑想を学んだ一五二人の前科者たちを、超越瞑想以外のプログラムに参加した四つのグループの前科者たちと比較した。他のプログラムとは、カウンセリング、薬物からの矯正教育、宗教的な教育（キリスト教とイスラム教）であった。六年間にわたって、ＴＭグループの再犯率は他のグループの三分の二であった（注40）。

再犯率に関する最も興味深い調査の一つは、アンクレサリアとキングがセネガルで行った調査である（注41）。調査の一環として、三四の刑務所のうちの三一の刑務所で一万一〇〇〇人の受刑者たちに超越瞑想が教えられた。

調査の報告は、受刑者たちの体験談が中心になっていて客観性に欠けるが、三一の刑務所の監視人たちは、彼らが見た多くの好ましい変化を述べた公文書に署名して、超越瞑想がすべての刑務所に導入されることを推薦した。米国矯正協会の公式出版物である「今日の矯正（*Corrections Today*）」に掲載された報告書には次のように書かれている。

一九八七年一月に超越瞑想プログラムがセネガルに導入される前には、出所者たちの約九〇パーセントが一ヵ月以内に刑務所に戻ってきた。超越瞑想が導入された後には、一九八八年六月の恩赦によって二四〇〇人が釈放されたが、そのうち六ヵ月以内に戻ってきた者は二〇〇人に満たなかった。戻ってきた者の八〇パーセントは超越瞑想をやめていた。

セネガルの矯正教育局長ママドウ・ディオプ大佐は、再犯率の低下は超越瞑想のおかげだと認めている。「前科者たちを社会に迎え入れるための制度は何もない。また、彼らに仕事を紹介する仕組みも何もない。そのことを考えると、再犯率がこのように大幅に下がったのは、超越瞑想プログラムの効果としなければ説明できない」

ディオプ大佐の一九八九年一月の報告によると、再犯率減少の結果としてセネガルの三つの刑務所が閉鎖された。他の八つの刑務所もその収容能力の六パーセントから三〇パーセントが空いているという（注42）。

受刑者たちの変化

超越瞑想によって再犯率が低下するのはどうしてだろうか？　これまでの章で見てきたように、しばらく超越瞑想を続けている人たちは、怒ったり衝動的に行動したりすることが少なくなる。また、超越瞑想者たちにはドラッグをあまり使用しないという傾向がある。ドラッグの使用と犯罪の関係を考えると、これも重要な理由の一つと考えられる。

超越瞑想をしばらく続けている受刑者たちの行動や感情の変化に関する調査は複数あり、その中にはたいへんよく設計されたものもある。

たとえばラミーレスは、ミシガン州で六八人の薬物依存の受刑者を調査した。そのうちの一九人は規則的な瞑想者、一五人は不規則な瞑想者、三一人は比較のための非瞑想者であった。超越瞑想の規則性と自尊心、感情の安定性、成熟度、攻撃性や懐疑心の減少との間には強い相関関係があった（注43）。

バローは、ミネソタ州で六六人の麻薬依存の受刑者たちを調査した。十ヵ月の超越瞑想プログラムの期間中に、瞑想者たちの規則違反は三分の一に減少した。また、瞑想者たちの間では、刑務所の教育プログラムやレクリエーション・プログラムに参加する人数が大幅に増えた（注44）。

多くの肯定的なデータがあるにもかかわらず、超越瞑想が受刑者たちに役立つ道具として広く採用されていないのは奇妙に思われる。同じことは、薬物依存症についても言える。超越瞑想は依存症のリハビリテーションの道具として非常に有望であるが、やはり十分には利用されていない。

私はここでも前と同じ説明と提案をしよう。流行は変化する。研究補助金のパターンも変化する。鍵になる研究者たちも退職したり亡くなったりする。それに、瞑想はそれを実際に経験したことのない監視人たちには異質なものに思われるかもしれない。刑務所という世界では、至福とか統一とか神経細胞の結合の強化などということは、なかなか理解してもらえないのだ。

しかし、データは十分に集まっている。一方、予算は縮小している。依存症の患者や受刑者たちの数は増加し続けている。いまこそが、これまでとは異なる新しい方法を提案するよい時期だろう。

オレゴン州の矯正教育局では超越瞑想に関する大規模な調査が進行中である。また、「瞑想の研究——最新の矯正教育の技法」という最近のレビューには、いまこそ超越瞑想を刑務所に広げるべきだという新しい意見が掲載されている。この意見を書いたサミュエル・ヒメルシュタインは、受刑者の矯正教育のための瞑想法としては超越瞑想が最もしっかりと調査された方法であると見ている（注45）。

この最近始まったオレゴン州の調査で超越瞑想を始めた受刑者たちは、まだ刑務所の中で服役中である。したがって、刑務所が勧める超越瞑想プログラムについては肯定的なことしか言わない傾向があるかもしれない。しかし、とにかく超越瞑想に関してどんなふうに感じているのか、彼らの感想を聞いてみよう。

マーク、二十八歳。「超越瞑想プログラムに参加すると一五ドルもらえると聞いたので参加しました。冷静でいる方法など、自分自身についてたくさんのことを学びました。超越瞑想をしているときには、刑務所の外にいるように感じます。心からすべてのストレスが取れます。与えられた課題が続けられるようになり、自信がもてるようになりました。超越瞑想は私の注意欠陥障害にとって助けになります。朝の目覚めもよくなりました。態度もよくなりました」

ロナルド、二十一歳。「瞑想すると、刑務所から離れた所に行けます。それは二十分か三十分ぐらいのちょっとした楽しい夢のようです。リラックスして自由になれます。あらゆる人とあらゆるものを締め出すことができます。以前よりも穏《おだ》やかで、忍耐強くなりました。刑務所では忍耐が必要です。超越瞑想を二、三日しないでいると怒りっぽくなりますが、超越瞑想をするとすべてがいい感じになります」

スペンサー、二十歳。「以前よりもリラックスしています。足が地に着いており、活気に満ちており、集中しています。あまり怒らなくなり、喧嘩《けんか》が少なくなりました」

フレッド、四十二歳。「私にとって超越瞑想は二度とここに戻ってこないようにするための道具です。よく腹を立てて人を攻撃するという問題が私にはありました。いまは、人に何を言われても少しも気にならなくなりました。怒りの衝動に駆られて行動することがなくなりました。私は家に帰ります。他の人たちはまたここに戻ってきますが、私は家に帰ります」

トニー、二十四歳。殺人罪で終身刑。セイレムのオレゴン州重犯罪刑務所で服役中。「心と体が安らいでいるのを感じます。考えが以前よりもはっきりしています。問題を分析して、その肯定的な面に目を向けられるようになりました。小さな問題でくよくよ悩むことはなくなりました。大きな問題もタイムリーに解決するようになったようです。心が鋭敏になりましたが、不安は少なくなりました。何度も超越の経験をしました。いちばん顕著《けんちょ》な経験は、超越瞑想を始めてから一ヵ月ほどした頃の経験です。それはマントラも想念もないまったくの空白で、心地よい温かい感じがしました。しかし、自分の周りにも完全に気づいていました。また、超越するときにいくつかの色が見えました。このような経験はたくさんあるのですが、そのときの経験がいちばん印象に残っています」

ある殺人犯の独白

オレゴン州の受刑者たちの報告を読むと、この先が楽しみである。しかし、超越瞑想の効果はどのようにして長期間にわたって展開するのだろうか？　一つの話がこの質問に答えてくれる。それは殺人犯パット・コラムとＴＭ教師ジョージ・エリスの非常に珍しい関係に関する話である（注46）。

コラムとエリスはカリフォルニア州の重犯罪刑務所フォルサムではじめて出あった。コラムは、カリフォルニアの刑務所に七年あまり服役している間に、精神科医、心理学者、カウンセラーなど二二人の指導を受け、グループカウンセリングやグループセラピーや個別のカウンセリングに何百時間も使っていた。彼は仮釈放の六ヵ月後に、強盗と情状酌量の余地のない第一級殺人を犯して再び有罪と宣告された。

コラムによると、自分は正常だと思ったことは人生で一度もないという。「孤独感や寂しさに圧倒されて、いつも自分の外側にそうした感情やそれに関連する苦痛を止めてくれる何かを求めていました。何でもよかったのです」

彼はドラッグに頼るようになった。ドラッグやその他の気分がよくなるようなものを買うお金を手に入れるために、必要なことは何でもやった。彼はいちばんの親友にこんなことを話したのを覚えている。「おれは自分のやりたいことをやるんだ。もし相手がそれを気に入らなければ、彼らはおれがやる前におれを殺すかもしれない」

そんな考え方で、彼は数人の警察官を襲って銃で撃った。罪を認めたために死刑は免れて終身刑になり、サンクエンティンの重犯罪刑務所に送られた。その後、ドラッグや刑務所内のギャングに関わり続けたので、さらに監視が厳しいフォルサムに移送された。そこでライバルのギャングの副隊長を処刑のようにして殺したので、二回目の終身刑を宣告された。しかし、彼はこの行為の責任を感じるどころか、「その経験の結果として起きた変化は、他人から受けた裏切りや欺《あざむ》きに対する怒りが度を越したものになっただけ」だったという。

最後に、コラムは刑務所の大学プログラムに参加した。エリスはそのプログラムの教師の一人だった。他の受刑者の生徒たちと一緒に、コラムはよく教師たちを脅《おど》してよい成績をもらっていた。エリスは小柄な男であったから、彼らはこの男を脅すのは簡単だろうと思った。しかし、エリスは脅しに動じることなく、ただ笑って授業を続けた。

エリスが恐れを見せなかったので、コラムは彼を注意深く観察しはじめた。「彼はただリラックスしているだけではないとわかりました。彼はエネルギーに溢《あふ》れており、頭が明晰《めいせき》でした。そんな人には会ったことがありませんでした」

コラムは、エリスの「秘密」である超越瞑想を自分も学びたいと思うようになった。それで、エリスは超越瞑想に関する本をコラムに貸して読んでもらい、必要な料金を払ってもらった後で瞑想を教えた。しばらく規則的に超越瞑想を続けた後、コラムはドラッグをやめようと決心した。テストでは優秀な成績を取るようになった。規則違反もしなくなった。体重も一〇キロ増えた。

「内側からこうしたよい変化が始まりました。それは有刺鉄線や銃を持った監視員など、外側からのコントロールではなかったのです」

大きな転換点は、超越瞑想を始めてから六ヵ月目にやってきた。ある受刑者との間が険悪な状況になったが、そのときコラムは相手を攻撃しないという選択をしたのだ。

「その状況にただ反応するのではなく、自分が落ち着いてリラックスしていることに気づきました。頭がはっきりしていて、さまざまな反応の選択肢があるとわかりました。それで、いちばんよい選択肢を選びました。ただ微笑みを相手に返したのです。ジョージ・エリスが私や他の受刑者たちにしていたように、私は他人のドラマには反応しませんでした。反応したらそのドラマを支持することになりますからね」

コラムは自分の人生の過去と現在について深く考えはじめた。「人生は公平でも不公平でもないと気づきました。人生は私自身がつくったものでした。人生がいやな醜《みにく》い状態から変わったのではありません。私がいやな醜い状態から変わったのです」

コラムは大学プログラムを卒業して弁護士助手の資格を得た。断酒会などいくつかの自助努力グループにも参加した。そして、監視のあまり厳しくない刑務所に移送された後に、ついに釈放された。

彼は恋に落ち、結婚し、その女性と一緒に何年も幸福に暮らしている。刑事事件を扱う弁護士の助手をして生計を立て、いまでは、寝室が四つある家に住んでおり、自分が中流階級の快適な生活ができているのに嬉《うれ》しい驚きを感じている。よいときも悪いときも自分の家族のために自分が存在していることを特に嬉しく思う。

エリスは、彼が超越瞑想を教えた多くの受刑者たちについてこう語る。「パット・コラムの経験は特別ではありません。それは、世界中の刑務所で何度も繰り返して起こっていることの一つの例にすぎないのです」

第十章　自己実現、ベストの自分になる

最終的な心の安らぎを得ようとするなら、音楽家は作曲しなくてはならない。画家は絵を描かなくてはならない。詩人は詩を書かなくてはならない。人は自分がなれるものにならなくてはならない。人は自分の本性に正直でなければならない。こうした必要性を、私たちは自己実現と呼ぶ。

——アブラハム・マズロー

人の究極の欲求

これまでは、超越瞑想《ちょうえつめいそう》（ＴＭ）を緊急に必要としていた人たちの変容の仕方を考察してきた。本章では、必要に迫られてというよりも、大きな満足を感じたいために超越瞑想を続けている人たちを紹介しよう。どの人の場合も、超越瞑想はつづれ織りの金の糸のように縫い進んで、彼らの人生に静かなあるいは劇的な変容をもたらしている。

心理学者のアブラハム・マズローによると、自己実現は万人の究極の欲求であって、人は食欲、安全、住居、愛情、性欲、帰属感という六つの基本的欲求を満たした後にそれを経験するという。

この考え方は有益だと私は考える。なぜなら、どんな社会的地位の人も、どんな職業の人も、

豊かな人も貧しい人も、誰もが熱心に努力してベストの自分になろうとしているのを、私は直接この目で見てきたからである。彼らの努力は、自分が信じる自己の可能性を実現しようとする努力である。

私はこの章で紹介する人たちを、それぞれに共通する興味深い事実に基づいて、大きな達成を遂げた女性たち、成功を収めたビジネスパーソンたち、芸能界の人たちという三つのグループに分けた。最初の女性グループに関して私が感嘆するのは、彼女たちが家庭と仕事の両立というむずかしい課題を見事にこなしていることだ。世の中は進歩したとはいえ、これは女性たちにとって依然として困難な課題である。

二番目のビジネスパーソンたちの話は、いまだに瞑想のことを東洋の神秘主義だとかヒッピーの怪しげな習慣と理解して、二十一世紀の商業主義の現実には関係ないと思っている人たちには特に興味深いだろう。

三番目のショービジネスの世界の話は、多くの人の興味をそそるだろう。芸能界の生活は華《はな》やかではあるが、そこには独特の問題がある。本章では、これら三つのグループの人々の私生活や仕事において、超越瞑想がどのように彼らの潜在力を引き出すのに役立ったかを見ていこう。

さらに求め続けて

リンは五十代後半の女性である。彼女はある有名大学の数学教授であり、妻であり、二人の成人した息子の母である。教授としての彼女の役割は、授業、研究、大学運営といった義務から成り立っている。大学運営の仕事には、最近、教員マニュアルを書き直すというやっかいな仕事が加わった。

大学内ではたいへんな騒ぎになっていました。教員マニュアルについては、当然のことですが、みんながそれぞれ異なる意見をもっていて侃々諤々《かんかんがくがく》でした。任期、昇進、教員の義務、仕事量などを決めるときは、まるで軍隊の交戦規定を決めているようでした。

リンはアルコール中毒からの回復者だった。超越瞑想を習おうと決めたときには、すでに十年近く禁酒をしていて、断酒会の十一番目の段階である「祈りと黙想を通して神との意識的な触れ合いの改善を求める」に達していた。

リンは以前に他の瞑想法（呼吸法、内面を観察し続ける方法、イメージ療法）からいくらかの効果を得ていたが、さらに求め続けていた。私がインタビューしたのは、彼女が超越瞑想を始めてから二年たったときであった。

超越瞑想をやってみてすぐに違いがわかりました。とても簡単なのです。他のどの方法でも、努力が必要でした。静かになる努力、想念の向きを直す努力、注意している努力などが必要でした。もう一つの違いは、超越瞑想ではすぐに体のリラクゼーションが感じられたことです。

体が沈んでいって、魂が上がっていくという感じです。とても安らかに魂が体を離れていきます。そして、そのとき体も安らかです。落ち着いていて、私が離れていくのを喜んでいるみたいです。体は沈んでいって静かになるように思われます。そして、ときどき、普段は気づかないことが体に起こっているのに気づきます。体の中の動きがよくなっているようです。たとえば、血液が楽に流れます。これまでに体験したほかの瞑想法に比べると、ずっと多くの体の変化が起きているように感じます。

超越瞑想を始めてからリンが最もはっきりと感じていることは、以前よりもずっと落ち着いていて反応が穏《おだ》やかになったことである。

主人はとても陽気で愛嬌《あいきょう》のある、大声で話す騒がしい人です。外向的で、元気いっぱいで、あちこちで叫びまわっています。一方、私は静かです。彼の陽気な積極性は、多くの場合、私にはとても押しつけがましく感じられました。でも、いまはいやだと思わなくなりました。彼の近くにいても落ち着いていられるようになりました。彼が興奮しても、私は興奮しません。ですから、一緒にいるのが楽になりました。

彼も、私の大きな変化に気づきました。彼は何も私の邪魔をしようと思っていたわけではありませんから、自分が邪魔にならなくなったとわかってたいへん喜んでいます。彼は彼らしくしていられるし、私に気をつかわないでもよくなったのです。

超越瞑想のおかげで、リンの家庭生活は改善した。さらに、彼女の仕事にはいっそう劇的な影響があった。厄介《やっかい》な教員マニュアルについて、リンは次のように語った。

私は他の七人のスタッフと一緒に作業していました。それまでの八ヵ月間に四〇回も話し合いをもったのですが、そのうちの何回かは意見が衝突してたいへんでした。ある時点で、私はこの委員会は壊れるだろうと思いました。しかし、家に帰ってきて超越瞑想をして心が静まると、緊張を和《やわ》らげる方法が見つかりました。それで、いまでも委員会は一つにまとってたいへんうまく機能しています。私の新しい態度は、たいへん落ち着いた平和的な生き方だということがわかってきました。

むずかしい学生の相手も、以前よりも楽にできるようになった。彼女がつけた成績に満足できなかった学生が他の学生たちと一緒に彼女の部屋にやって来たときのことを、彼女は次のように話した。

部屋の前で彼がこう言うのが聞こえました。「みんなと一緒ではうまくないな。おれ一人で先生と話してくるよ」彼は入ってきてドアを閉めました。そして、数学は大嫌いだが単位はもらいたいのだと言いました。彼はしばらくの間、自分の言いたいことをまくし立てました。静かにそれを聴《き》いていると、やがて彼は話し終わって静かになりました。「あなたが私に期待することは、それで全部ですか」と聞くと、「そうです」と彼は答えました。「では、今度は私があなたに期待することを言いますから聴いてください」私はそう言ってから、「あなたはこれと、これと、これをする必要があります。あなたが私の期待に応えてくれれば、単位をあげましょう」と言いました。

彼は少しの間、床を見つめて考えて、それから私に感謝して握手をして出ていきました。部屋の外で他の学生たちにこう言うのが聞こえました。「全然、うまくいかなかったよ」

私はいつも学生たちを上手に扱ってきたと思いますが、心の内側では興奮したり腹を立てたりしていました。「どうして彼らはこんな失礼なことができるのだろう」「よくそんなことが言えるものだ」そんなふうに思っていました。

超越瞑想の贈り物の一つは安らぎです。それと、安らぎから得られる落ち着きです。私は自分にこう言い聞かせることができます。「彼は彼の世界の中にいる。私は私の世界の中にいる。でも、二つの世界は滑《なめ》らかに一つになれるのだ」

リンにとっていちばん嬉《うれ》しいのは、超越瞑想を始めてから再び創造性が高まって充実した論文が書けたことだ。「超越瞑想の助けがなければあの論文は仕上げられなかったと思います」と彼女は言う。

自分の研究に以前よりも興味をもてるようになり、頭の中のノイズが少なくなりました。「私はこれをすることに決めたんだ。これを選んでやっているんだ」と思えるようになりました。気が散らなくなりました。物事の優先順位をうまくつけて、時間の使い方を上手に判断できるようになりました。学生たちのためにも、私自身のためにも、生産的なこととただ忙しいだけの仕事との区別ができるようになりました。

ここでも、重要なことと急を要することの区別に超越瞑想が役立っている。つまり、後になると違いが出てくるような重要なことと、急務ではあるが後になるとあまり重要ではなかったとわかるようなことの区別ができるようになるのだ。

創造性が高まったというリンの話は、「パーティに来てほしくない人のような邪魔な想念を追い出すのに役立つ」というモービーの話と共通している。「頭の中のノイズ」という言葉は、第七章のジョーナの話に出てきた「気泡《きほう》発生機の絶え間ないおしゃべり」と似ている。

心理学者のエリック・エリクソンは人の成熟の八段階を定義した。各段階には、その人が成長を続けるために達成しなくてはならない課題がある。七つ目の段階の課題は「次世代育成能力」である。

これは、人生を通して学んできたことを惜しみなく世の中に分け与えていく能力であり、その人が幸福な人であることの証明書のようなものだ。リンは、仕事においても家族や友人たちとの関係においても、まさにそのような「次世代育成能力」の体現者だ。

彼女は、断酒会でも多くの若い女性の力になっている。控えめに言うならば、超越瞑想は有能な彼女が成長の最後の数歩を進めるのに役立ったただけかもしれない。しかし、次の彼女の話からわかるように、超越瞑想は生産性や創造性を超えた、喜びの不変の源である「超越」を彼女の日常生活にもたらした。

木の葉が鮮《あざ》やかに見えるようになりました。以前から鳥を見るのが好きでしたが、いまではもっとたくさんの鳥を見るようになりました。でも、それだけではありません。いま私は部屋の中に座っていて、部屋の中のあらゆるものの存在をはっきりと意識しています。あらゆるものが私と交流しています。いわゆる宇宙的な意識です。

部屋の中を動いているときには、あらゆるものが私と一つであると感じます。そして、私は私の「より高い力」に耳を傾けています。私の心は開いており、私は本当に宇宙の一部になります。それから、ふと我に戻って、「ああ、台所の後片づけがまだだった！」と気がつくのです。

否定的なことが自然に消えていく

もうすぐ七十歳になる心理学者のエレインは、これまで二十六年間、超越瞑想を続けてきた。もともと彼女は健全な心の持ち主だった。心理学者としても成功したし、幸せな結婚もした。三人の子供にも恵まれ、いまでは孫たちもいる。それでも、超越瞑想を一日も欠かさない。いろいろな面で役立っていると感じているからだ。

以前には軽い不安があったが、いまでは消えてしまった。タバコや、夜にくつろぐために飲んでいたワインや、その他の「支え」も、いまでは必要なくなった。彼女の結婚生活は概して幸せであったが、振り返ってみると、夫との会話は彼女の不安が話題になっていたことが多かった。それが夫婦間の意見の対立に発展することもあった。超越瞑想を始めてからは、そんな対立も起こらなくなった。

実際に、超越瞑想がエレインの役に立っているとわかって夫も始めた。しばらくして子供たちも始めた。母親が瞑想するのはよいことだと、エレインは確信している。

「実際的なレベルでは、超越瞑想は私たちに安定性や落ち着きを与えてくれます。相手にすぐに反応したりしなくなります。母親自身がよい気分でいれば、子供たちをもっと愛することができるようになります」

彼女はマハリシから聞いた言葉をつけ加えた。「子供たちは超越瞑想をする母親が好きです。なぜなら、少しいたずらをしても、超越瞑想をする母親はすぐに怒ったりはしないと子供たちは知っているからです」


長年の超越瞑想の効果を要約して、エレインは次のように述べた。

超越瞑想をすると、人生の中の否定的なことが自然になくなっていきます。内側が変わったと感じます。人生の喜怒哀楽が変わります。知覚も変わりはじめます。そうすると、捻《ねじ》れやストレスが解けて、自分自身と新しい仕方でつながっていると感じるようになります。

ホロコーストの影

「私の母と父は二人ともアウシュビッツの生き残りでした。そして、私はドイツのベルゲン・ベルゼン強制収容所で生まれた最初の子供たちの一人でした。そこは、解放後には収容されていた人たちの仮住まいになっていたのです。私は一九四七年の一月に生まれました。一人娘です。父母はたいへん私を愛してくれましたが、実によく働く人たちでもありました」

ミンディ・ワイゼルはこんなふうに話しはじめた。アウシュビッツで両親が過ごした時間は、両親だけでなく彼女の人生にとっても決定的な体験となった。

強制収容所の生き残りがみんな幸運と呼べるならば、ミンディの父はまさに幸運だった。彼の家族は、十一人中九人がアウシュビッツから生還した。

母は、残念なことに、家族の全員が殺されるのを目の当たりにしなければなりませんでした。母が生き延びられたのは、母が珍しい血液型だったからです。ナチスはそれを軍のために利用していたので、母にはスープを他の人たちよりも少し多く与えたのです。

私たちがアメリカに来たときには、私は三歳でした。両親はパン屋を買い取って、そこで週に六十時間も七十時間も働きました。父はひどい喘息《ぜんそく》もちでした。父がぜいぜいと息をするたびにこれが最後の息になるかもしれないと、私はいつも思ったものです。
私はその頃まだ十代でしたが、夕方の六時か七時を過ぎてから私に電話がかかってきたときには、家族のみんなが心配しました。なぜなら、父は朝三時に起きて仕事を始めるので早く就寝しなければならなかったからです。そんなふうでしたから、私はあまり主体性のない娘でした。母はたいへん美しい人でした。一人娘の私が自分のすべてだといつも話していました。あなたは美しくて、頭がよくて、自分のすべてだ、と。
私は十八で結婚しました。三人の娘がいます。私は画家ですが、ありがたいことに夫は私の仕事をとても理解してくれています。画家として三十年間仕事をしてきました。コーコラン美術デザイン大学では十一年間教えています。数冊の本を出版し、個展を三五回開きました。基本的に美は生き残るものだと私は信じています。

しかし、こうした成功にもかかわらず、ミンディは「過量の不安」を抱えて生きてきた。二十八歳のときに、彼女は家族と一緒に、両親と住んでいたロサンゼルスからワシントンＤＣに引っ越した。この引っ越しのおかげで、少し気が楽になった。

人生ではじめて、両親の気持ちを気づかわなくてもよくなりました。私はそれまでは両親のために、彼らを喜ばせるために、自分の人生のすべてを生きていたのでした。アウシュビッツの生存者に育てられたら、生活のための基準がとても高いのです。なぜなら、悲しむことができないからです。

私はアウシュビッツにいるのではありません。ですから、どうして空腹だなんて言えるでしょうか？　どうして寒いなんて言えるでしょうか？　どうして何かが不満だと言えるでしょうか？　そんなふうに考えて、自分の感情を抑えてしまっていたのです。

しかし、ワシントンに越してきた後もミンディは深刻な不安に苦しみ続け、何度も「神経の破《は》綻《たん》」を経験した。彼女の不安は、長年にわたりさまざまな形をとったが、たいていは彼女が「ランニング」と呼ぶものであった。

私の言う「ランニング」とは、走ることではありません。いくらやっても十分だと思えないという意味です。両親はたいへんな状況の中を生き延びてきたから、私も頑張らなくてはいけないと思ってしまいます。もし五十二のことをしたら、五十四のことをするべきだったと思ってしまいます。

私は車の中でこれからすることのリストをよくつくりました。それから、何かをし終わった後でも、どれだけのことをしたのかをチェックするためにリストに書き出しました。いつも、何かをし続けなければならないという強迫観念がありました。私がかかった多くの医師たちは、「疲労とうつを混同してはいけません。あなたはひどく疲れているのです」と言いました。

ミンディの「ランニング」は、ついに最後の「神経の破綻」に達した。彼女は入院したがよくならなかったので、アイオワ州にあるアーユルヴェーダ（インドの伝統医療）の専門施設「ラージュ」に移った。これは幸運なことだった。ミンディはそこで超越瞑想を習った。五十六歳のときだった。彼女は瞑想を勧めてくれた医師に次のように語った。

「前にも瞑想を試したことがあるのですが、私はじっと座って瞑想できるような性格ではありません。イライラしてしまうのです」私がこう言うと、その医師は答えました。「そうですか。でも、せっかくここに来られたのですし、それにあなたはとても疲れていらっしゃいます。超越瞑想は誰にでもできる簡単なものですから、やってみたらどうですか」

そんなわけで、それ以来ずっと超越瞑想を続けています。超越瞑想がなかったら私はどうなっていただろうかと思います。瞑想の仕方を習ったことを、私は誇りに思っています。私のようなせっかちな人間が、朝起きたらすぐにたくさんの仕事を始めるというようなことはやめて、二十分間じっと座っていられるのですから、世の中のどんな人でもできるはずです。超越瞑想はどんな人でもできる簡単なものだということを、あらゆる人に伝えたいと思います。

超越瞑想はミンディの人生にどんな影響を及ぼしただろうか？　第一に、不可能と思われたことが可能になった。つまり、超越瞑想のおかげで、心の動きがゆったりしてきた。それも、超越瞑想中だけでなく、超越瞑想が終わった後も、一日中、心の静けさが持続するようになった。

どこにいても心を静めることができると思えるようになったのは、超越瞑想のおかげです。鉄道の駅でも、幼稚園でも、飛行機の中でも、どこにいたとしても問題ではありません。超越瞑想をすれば、周りの世界から自分を遮断《しゃだん》することができます。自分が超越瞑想を習えたことに対して、とても感謝しています。それは最も深い、心の底からの感謝です。そのような言葉でしかうまく表現できません。

超越瞑想は、ほっと息をつけるような余裕、休息できる余裕、静かにしていられる余裕を与えてくれます。自分をスローダウンして、いまこの瞬間を楽しめる空気、空間を与えてくれます。私にとって、超越瞑想は必要としていたロープのようなものでした。私はそのロープに助けられて、穴から這い上がり、再び自分自身を取り戻すことができたのです。

超越瞑想は直接的に心理面で助けとなっただけでなく、芸術家としてのミンディがまったく新しい方向に進む助けにもなった。

超越瞑想のおかげで心が寛容になり、また、意欲的になりました。新しいことを締め出してしまうのではなく、何でもやってみればできると思えるようになりました。

これはその具体的な例なのですが、私はこれまでずっと絵を描いてきて、それ以外の手段は考えたこともありませんでした。ところが、ある日のこと、それは超越瞑想を始めてから二年ほどしたときでしたが、近くのガラス工芸のスタジオに行きました。そして、その次の日には、ずっと前からそれをやっていたかのように、ガラスの作品をつくっていました。そして、その一年半後には、三二の作品をつくってアメリカン大学で個展を開いたのです。

ウォールストリートで成功を収めるまで

ビジネスの世界は、特にその上層部は、わざわざ時間をとって静かに座り目を閉じて瞑想するというようなことが最も起こりそうもない所だ。しかし、そう考えるのは間違っている。

これから紹介する三人のビジネスパーソンは、超越瞑想の時間をとるだけでなく、ビジネスと私生活の成功の大部分は超越瞑想のおかげだと認めているのだ。

ボブ・ジョーンズは十五歳のときに超越瞑想を習った。いまから四十年ほど前だ。当時の彼は、彼自身の言葉によると「どこへ行くかわからない二流の学生」だった。しかし、超越瞑想のおかげで成績を伸ばし、優等生として卒業して、アイビーリーグに属するブラウン大学に入学した。注意欠陥障害だと診断されたわけではないが、少しその傾向があった。いつも不安で歩き回ってばかりいたが、超越瞑想のおかげで落ち着いて集中できるようになり、しなければならないことができるようになった。

しかし、数年たつと超越瞑想に対する熱意がすっかり失《う》せてしまった。しばらくの間は、超越瞑想なんて東洋から来た怪しげなものだとバカにしていた。しかし、超越瞑想をやめると集中できなくなり、能率が上がらない。それで、間もなく超越瞑想を再開して、いまに至るまで続けている。

ボブは、二十年間、ウォールストリートの一流投資会社のファンドマネージャーとして、機関投資家たちのために定量的モデルを開発してきた。ストレスの多いトレーダーの世界で、彼は次のように語る。

超越瞑想のおかげで、プレッシャーのある状況でも落ち着きを失わずに、はっきりした頭で考え抜くことができます。ポートフォリオやクライアントに問題があるときには、気が動転して間違った決定をしてしまうおそれがあります。落ち着いた態度で状況を受け止め、冷静に思慮深く対処できることが、どんな業界でもそうでしょうが、特に資産運用の仕事ではたいへん重要です。

ストレスを受ける理由は、たくさんのことが同時に進行しているからです。しかし、それらのすべてが重要なわけではありません。超越瞑想は仕事を仕分けするのに役立ちます。「これらはしなければならない仕事だ。これらはあまり重要ではないから、時間があるときにやろう」そのように考えて重要なことに集中すれば、たくさんの時間が節約できます。実際に、超越瞑想をしないで仕事をしていたときよりも、時間が増えたように思います。

　このビジネスで大きな成功を収めている人の中には、ストレスを糧《かて》にして楽しんでいるような人がたくさんいます。彼らはストレスがあるから効率的なのかもしれません。多くの人は、締め切りが近づいて切羽詰まらないと決定できません。しかし、長い目で見ると、それは健康のためによくありません。意思決定にとってもよくないと思います。
　よく考えて情報を集めて、しなければならない仕事に落ち着いて集中すれば、もっとよい決定ができるはずです。それに、心臓病、早死、早期引退、燃え尽きなどといったことにはならずに成功できるでしょう。そうした否定的な事柄は、成功は成功でも、ストレスがいっぱいの仕方で成功している人たちに起こることです。

　長年の間、超越瞑想は多くの点でボブの役に立った。たとえば、タバコ、爪噛《つめか》み、過度の飲酒をやめられたのは超越瞑想のおかげだという。十五歳のときに超越瞑想を始めた高校の同級生たちはみんな、いまも超越瞑想を続けているそうだ。人生における超越瞑想の役割を、ボブは次のように要約した。

　私の人生の成功の大部分は、超越瞑想のおかげです。超越瞑想は自分の中心を見つけるのに、つまり、私は何であって何になりたいのか、ということを見つけるのに役立ちました。そうした中心の上に立って、人生のよりよい目標を達成できたのです。

高レベルのストレスからの生還

五十代後半のジョージ・クロウリーは、二十五年間にわたり通信技術の分野で起業家のグループを率いてきた。このグループは、これまでに八つの国で四〇近くの会社を立ちあげた。ボブと同じように、ジョージも仕事に関わる極度のストレスについて語った。

私は自分たちのことを「(古代ローマの) 剣闘士」と呼んでいます。私たちは異なる時間帯に属する多くの国々で仕事をしています。たくさん旅をして、タイトなスケジュールをこなします。

取引の構造も、特に新しいマーケットでは非常に複雑です。その土地の文化や政治に根ざす問題もあって、十分に考えてから慎重に行動することが求められます。三次元のチェスをしているようなものです。

ジョージは超越瞑想を始めて二年あまりになる。最初のうちは、超越瞑想の仕方を間違えていたために思うような効果が得られなかった。しかし、いまでは正しい方法でうまく超越瞑想ができるようになり、超越瞑想をするたびに超越するという。

自分が超越しているとわかるのは、たとえば、体のあちこちに解放感が起こるときです。

足や手の感覚がなくなるような感じや、頭の中に軽いショックやゾクゾクするような感じがあります。胃がグルグル鳴りはじめます。足が軽く感じます。それから、笑い出したことも二、三回ありました。超越に達するのが信じられないぐらい楽しい体験だったからです。

うまく瞑想できるようになってからは、毎日二回の超越瞑想から多くの恩恵を受けている。

たとえば、ポーランドでプロジェクトを進めているときには、以前よりも効果的に、しかもあまりストレスを受けずに、多くの仕事を進められました。それは、超越瞑想をすることで、心を前日のきつい仕事の疲れから回復させる機会を与えられたからです。

また、時差のせいで疲れることも多いのですが、いまでは仕事を始める前に超越瞑想をすれば元気を取り戻せます。超越瞑想を始める前には、こんなに元気ではありませんでした。

超越瞑想は、これから先はずっと、私の日々の生活の一部になると思います。ビジネスの世界で生きている人はみんな、毎日、高いレベルのストレスにさらされています。心と体に休息の時間を与える必要があるということを、私たちはもっと認識しなければなりません。

日課に超越瞑想を取り入れることで、私はそれができるようになりました。私にとって、超越瞑想は高いレベルの健康を維持するのに役立つ素晴らしいツールです。

レイ・ダリオの人生哲学

レイ・ダリオは、巨大なヘッジファンド、ブリッジウォーター・アソシエイツの設立者であり会長である。彼は一九七五年に寝室が二つあるアパートの片方の寝室でこの会社を始めたが、いまでは従業員一〇〇〇人以上を抱える世界で最大のヘッジファンドに成長した。ブリッジウォーターは、投資の方法を根本から変えた革新的な投資戦略で広く知られている。

レイは、大学生のときに超越瞑想を始めた。その後、六十歳を超えたいまに至るまで、四十年以上にわたり超越瞑想を続けている。彼は超越瞑想の効果について長年にわたり深く考え、恵まれない人たちが超越瞑想を学べるようにする活動に気前よく資金を提供してきた。

そのような彼であるから、超越瞑想に関してはたくさんの意見をもっている。彼が最初に強調するのは、特に超越瞑想を始めたばかりのときの、超越瞑想を続けることの重要性である。

　最初のうちは、超越瞑想を始めるとたくさんの想念がマントラと一緒に心の中を通り過ぎていきます。私の場合もそんなふうで、なかなか超越しませんでした。マントラと想念の間を行ったり来たりしているだけです。心の中から想念がなくなって超越するようになるまでには何ヵ月もかかりました。超越するようになったときは、それは素晴らしい体験でした。

レイは超越を次のように説明する。

それはリラクゼーションと至福に満ちた経験の組み合わせです。至福に満ちているというのは、本当に幸せな気持ちになり、リラックスしていて、体の調子がよいという意味です。意識でも無意識でもないような、普段とは異なる状態になります。

超越瞑想中は、周りに気づいていません。ある意味で、あらゆるものが消えうせてしまいます。しかし、眠っているときとは違って、もしピンが突然落ちたとすると、その音は私の中に反響して、私を驚かせるでしょう。

超越瞑想がどんなふうに役立ったかについては、レイは次のように語った。

最初に気づいたのは、たいへん深いリラクゼーションが得られるということです。二十分超越瞑想をすれば何時間もの睡眠不足が補えました。次に気づいたのは、二つの点で考え方が変わったことです。一つは自分の中心にとどまっていられるようになったこと、もう一つはより創造的になったことです。自分の中心にとどまっていられることと、心がいっそう開かれた状態になったことで、あらゆることがよくなりました。成績が上がり、すべてのことが容易になりました。

超越瞑想は私の創造性の助けになりました。創造的な考えは、通常の意識状態で一生懸命に求めているときに得られるのではありません。そうではなく、非常にリラックスしているときにやって来ます。それが脳の中を通り過ぎようとするときに、それをつかむのです。それは超越瞑想をしているときの状態によく似ています。

私にとって一つの問題は、超越瞑想がよくなるにつれて、よい考えがたくさん浮かんでくるようになったことです。それを逃がしたくないと思いました。だから、紙とペンを用意しておいて、よい考えが浮かんできたらそれを書きとめようとしました。しかし、考えを書きとめるためには、超越瞑想を中断しなければなりません。それは夢をつかもうとするようなものです。私は超越瞑想を中断するのはやめて、超越瞑想が終わってから書きとめるようにしました。そうしたら、もっとよい考えが得られるようになりました。

こんなふうに、私の創造性によい影響が得られました。落ち着いていて自分の中心にいられるようになると、あらゆることが容易になりました。超越瞑想のために時間をとらなければいけませんが、超越瞑想を続けるのはむずかしいことではありませんでした。

レイは「中心にいる」という表現を何回か使ったので、それはどのような意味かと尋《たず》ねてみた。

冷静で頭がはっきりした状態にあり、何かむずかしい問題がやって来ても、それを忍者がするようによく考えて冷静に処理できるという意味です。中心にとどまっているときには、自分が感情に乗っ取られてしまうようなことは起きません。物事をはっきりと考え、正しく位置づけて、よく見通せるようになります。

レイは神経科学の啓蒙書《けいもうしょ》をよく読んでいるらしく、強い警戒シグナルを出す脳のセンターである扁桃体《へんとうたい》や、実行機能を支配する前頭前皮質などについて自在に語った。「中心にいるようになると、力のバランスが扁桃体から前頭前皮質に移動します。それで、感情に支配されるのではなく、感情を支配できるようになります」まったくその通りだ。

瞑想中に浮かんできて大成功につながった考えの具体例を挙げてほしいと頼むと、何か特定の考えが大当たりしたという意味で話しているのではないとレイは答えた。

人々が毎日行っている決定には、すべてその結果が伴います。そして、人生はそうした自分の決定の集積によって左右されています。私はこれまで実際的で独創的な決定をたくさんしてきました。それらが全部集まって、うまくいっているのです。しかし、何か具体的な話をお望みであれば、いくつか重要な例を思いつくままにお話ししましょう。

私はマーケットが好きです。マーケットは私の仕事場です。そして、私がそこで仕事をする仕方は他の人たちとは異なっていますが、とてもうまくいっています。また、会社の経営の仕方も、他の投資会社とはまったく異なっています。ユニークであり、クライアントにとっても従業員たちにとっても、素晴らしい結果を出し続けてきました。私は型にはまったことはあまりしません。ほとんどすべてが独創的です。

人生を振り返ってみるとき、たいていの人たちが成功と考えるような人生を自分が生きてこられたことを嬉しく思います。ビジネスだけでなく、人間関係や他の多くの面においても幸福でした。

特に重要なのは、三十五年にわたり一人の女性とずっと夫婦でいられたことです。私たちは深く愛し合っています。家族全員がたいへん仲よしですし、素晴らしい友だちもいます。それは何よりも超越瞑想のおかげだと思っています。つまり、超越瞑想から得られる創造性や安定性のおかげです。

超越瞑想のおかげで、物事を広い視野から見ることができるようになりました。それはたいへん助けになっています。私の人生にいちばん大きな影響を与えたものは超越瞑想だと思います。

ポール・マッカートニーとリンゴ・スターは語る

一九七〇年代に多くの人たちが超越瞑想を始めたのは、ビートルズがインドに旅してマハリシに会ったことに刺激されたからだ。超越瞑想が彼らに与えた影響はたいへん大きかった。あれから四十年近くたったいまも健在な二人のメンバー、ポール・マッカートニーとリンゴ・スターは、子供たちが超越瞑想を習えるようにする募金集めのコンサートに出演し、一緒に演奏した。

次に紹介するのは、ポールがデヴィッド・リンチに語った何年も前のインドへの旅の思い出である。

マハリシは「たいへん精神的で聡明な人」だったが、ポールがマハリシに引きつけられたのは、

「周りの人たちを愉快にさせるようなユーモアの持ち主」だったからだという。

彼がインドへの旅で得たいちばん大きなものは何だろうか？

マントラをマハリシからもらって、その使い方を学んだことです。その他のことは私たちの自由に任せられていました。ですから、実際のところ、マントラを与えられて、それをどのように使うかを教えられたことが、その旅の最も重要なことでした。その他のことはただとても愉快にしていただけです。

インドへの幸運な旅の後で超越瞑想が人生の中で果たした役割を、ポールは次のように要約した。

私は熱狂のさなかにも、超越瞑想のおかげで静かな瞬間を見つけることができました。若い人たちも超越瞑想をすれば、あまり静かではない世界の中で静かな避難所を見つけることができると思います。

超越瞑想をすれば、自分自身と一緒に安らいでいられる瞬間が、また、それゆえに宇宙と一緒に安らいでいられる瞬間が得られます。以前には、これは少しバカげたヒッピーの考えだと思われていましたが、いまではずいぶん多くの人たちに受け入れられるようになりました。最先端の科学的な考え方にも合っています。

ポールとは別にインタビューを受けたリンゴも、ポールと共鳴するような感想を述べた。「（超越瞑想をすれば）熱狂から離れて休息を得ることができます。他の言葉ではうまく表現できません」

「私にとって超越瞑想とは、考えることをやめて、ハートを前に進み出させる瞬間です。超越瞑想についてはいつもそのように感じています。考えることは私の頭を変にしますからね」

リンゴは、いつも規則的に超越瞑想をしているわけではないと認めて、それから、彼独特の楽天的な調子でこう言った。「でもね、嬉しいことに、いつでもそこに戻れます。そして、自分によいことっていうのは、たいていのものがそうですが、たくさんすればするほどよくなります」

マーティン・スコセッシは六十代のはじめに学びはじめた

マーティン・スコセッシは、現代の偉大な映画監督の一人である。彼は六十代のはじめに超越瞑想を学んだ。あるチャリティコンサートで超越瞑想のことを聞いて、これは自分と妻にとって、また、そのとき八歳だった娘にとって、役立つものだと思った。

成功の代償の一つは仕事が増えることだ。マーティ（マーティンはみんなからこう呼ばれている）の場合もそうだった。私がインタビューしたときには、六つのプロジェクトが進んでいた。それぞれが異なる進捗《しんちょく》段階にあって、毎日、その一つ一つに注意を払っていなければならない。そのストレスはたいへんなもので、二〇一〇年の映画「シャッター・アイランド」を撮り終えた頃には、ついにパニック発作が始まった。

発作はきまって午前中に起こったので、それがおさまってからでないと部屋を出られなかった。超越瞑想を始めてからは、朝は三十分早く起きて超越瞑想をして、落ち着いた調子で一日を始められるようにした。私がインタビューしたのは彼が超越瞑想を始めてまだ五ヵ月のときだったが、超越瞑想のおかげで心が落ち着いていて、一つの決断から次の決断へと円滑《えんかつ》に移動できると言った。

私たちが話したときには、彼のパニック発作はすっかりおさまっていた。発作が起こりそうだと思ったら、目を閉じてマントラを静かに思う。それが助けになっていると、彼は話した。

「超越瞑想を始めるときにはたくさんの想念がありますが、それは次第に落ち着いていって、最後には一つの静かな、漂っているような空間になります。それはとても素晴らしい体験です」

超越瞑想中には、創造的な考えが心に浮かんでくる。たとえば、ジョージ・ハリスンの映画をつくっていたときには、その映画の中で使う音楽が直感的に浮かんできた。音楽とナレーションが同時に思い浮かんできたこともあった。こうした細かいことは大部分の観客にはわからないかもしれないが、最高の効果を求める映画づくりの達人にとってはきわめて重大なことなのだ。

超越瞑想をした後は、一日中、静けさが続く。妻もクルーチーフも、マーティが他人に対して忍耐強くなったと認めている。本書で紹介した多くの人たちと同様に、彼も物事の優先順位をつけるのに超越瞑想が役立っているという。

よくあることだが、数本の映画を同時につくっているときには、毎日、それぞれの映画にそれぞれの進捗がある。どのプロジェクトでも作業が進み続けるが、彼はそれらのすべてを同時に取り扱うことはできない。だから、優先順位をつけることがいつも問題になる。

朝の超越瞑想の後は、その日の、あるいはその週の仕事の優先順位が見つけやすくなる。他の重要でないことは、たとえ人々を落胆させることになろうと、きっぱりと後回しにするというような決断力も得られるという。

マーティの妻も娘も超越瞑想を続けており、その効果を楽しんでいる。

ローラ・ダーンの静けさと休息と忍耐の場所

ローラ・ダーンは、「ブルー・ベルベット」や「スムース・トーク」で印象的な役を演じた初期の頃から多くのファンを魅惑してきた聡明《そうめい》な女優である。

四十代になった彼女は、人生の半分近く超越瞑想を続けてきたことになる。二人の子供が生まれた後は、「目を開けていられないほど」の睡眠不足だったので、瞑想よりも睡眠を選んだ。いまは、「超越瞑想に二十分間捧げれば、三時間余分に眠ったようなすっきりした感じ」になるという。

瞑想中に出会う困難について話しているときに、ローラは二つの言葉を使った。一つは「超越瞑想を信頼する」、もう一つは「判断しない」である。

この二つの言葉は自分の超越瞑想にも役立つと、私は思った。彼女は次のように話した。

瞑想に入っていくと、たくさんの想念が出てきます。「私には不安があって、それを解消する必要がある。だから、想念が浮かんできて、それを持っていってくれるのだ」と思えるようになるのに、長い時間がかかりました。

以前には、「ああ、私はまた雑念でいっぱいだ。瞑想をしなければいけないのに、いろいろなことを考えてしまっている」と勝手に判断して、想念と闘っていました。でもいまは、瞑想中に起こることは何でも瞑想のプロセスの一部分だと信頼しているのです。

ローラが人生のさまざまな困難に出会ったとき、友人たちはいろいろな薬を勧めてくれた。しかし、彼女はいつも薬ではなく超越瞑想を選んだ。「超越瞑想なら、気持ちが落ちこむようなことはありませんからね」

ローラによると、超越瞑想をすると、「静けさと休息と忍耐の場所」を見つけることができる。それに、「体の活力と心の集中力」が増すという。

私はＡＤＤ（注意欠陥障害）と診断されたことはありませんが、かなりその傾向があるようです。私たちが生きている世界では、ＡＤＤは一種の文化的な問題になっています。いつも、たくさんのことが私たちに押し寄せてきます。超越瞑想は、そうした必要のない心の重荷を軽くするという贅沢《ぜいたく》な機会を与えてくれます。

超越瞑想は女優としての彼女にはどう役立ったのか、という質問にローラは次のように答えた。

どんな芸術でも、どんな創造的な仕事でも、その瞬間に集中できて人の話をよく聴けるということがいちばん重要です。超越瞑想はそれをする近道を提供してくれました。演技をしている間にも、人の言うことをよく聴けるようになりました。また、自分が何かを選択するときには以前よりも勇敢になれます。

女優にとって、いちばん勇敢になれるのは、自分を信頼できているときです。もし、心が散漫で、自分が自分自身や自分の考えとつながっていなければ、映画のセットに入っても女優として自信をもって演技できません。

集中できる、人の話がよく聴ける、自分に自信がもてる、こうした資質はローラの私生活でも役立っている。彼女は超越瞑想からもらったおまけの贈り物についても話してくれた。それは、「自分の非を素直に認められる」という資質だ。

超越瞑想していると、自分自身に対して、自分の弱点に対してさえも、もう少し気楽にしていられるようになります。なぜなら、その瞬間に大きな心の平安に気づいているようになるからです。

誰かが「君がそう言ったので僕はすごく傷ついたよ」と言ったときでも、相手の言い分を素直に聴いてあげられます。なぜなら、聴く、見る、自分自身を自分の中心に置く、という日々のリズムをいつも（超越瞑想をすることで）練習しているのですから。

ローラとの会話は、超越するときにはどのように感じるかという素敵な話で終わった。

もし超越瞑想をしていない人に超越について話すとしたら、たぶん、午後の浜辺で海から吹いてくるそよ風を感じながら横になって休んでいるときのようだと言うでしょうね。もうすでにひと泳ぎした後で、横になって仕事のことや家庭のことを考えている。そのとき、潮風や日差しといったその瞬間の心地よさにすっかり心を奪われて、頭の中の考えが全部どこかに消えてしまう。そして、私は完全にその瞬間の中にいる。眠りに落ちてしまうのではありません。夢を見ているような状態ですから、うたた寝をしているような感じに近いと言えるでしょうか。超越瞑想を始める前にした超越に似た体験と言えば、そんな体験ぐらいです。

ラッセル・ブランドの無の体験

ラッセル・ブランドは大きな成功を収めた英国のコメディアンであり、俳優であり、作家であり、映画スターである。自伝『*My Booky Wook*』に書かれているように、彼の若い頃の生活はトラウマ、喪失、ドラッグやアルコールやセックスへの依存症をその特徴としていた。

十五歳ぐらいから演技能力を認められていたが、有名になりはじめたのは依存症を制御《せいぎょ》できるようになってからである。それ以来、彼は大西洋の両側で有名になった。

「幸福の追求」というドキュメンタリーをつくる過程で、ラッセルはボブ・ロスに出会った。ボブは、私が瞑想の道に戻るのを助けてくれたTM教師である。超越瞑想には人生の質を高める力があるというボブの話に感銘して、ラッセルは二〇〇九年九月に超越瞑想を習った。そして、それ以来、超越瞑想を続けている。

ラッセルが超越瞑想を学んだ目的の一つは、超越を体験することだった。「時間を超えたもの、自己に対する古い理解を超えた、自分自身の存在の感覚」を発見したいと思っていた。超越しているときには、「過去と未来が溶けてなくなっていく感じ」がする。彼は過去を振り返って、ドラッグやアルコールの依存症にかかっていたのは「自己を無にしたかった」からだという。だから、自分を傷つけずに無を体験できるという考えに魅力を感じた。そして、それを超越瞑想で実現した。

超越瞑想を始めてからは、新しい仕方で「感覚的および心理的な欲求が満たされる」のを感じている。また、日常生活の中でも「(ドラッグなどで体験するよりも)もっと基本的な超越的体験に近づいている」と感じている。

彼は、依存症の人たちに共通することであるが、いつも自分自身を刺激したいと思っていた。以前は、「偉大な自己の観察者」ではなかったと彼は言う。いまでは、「怒りや動物的な衝動に負ける前に自分を振り返る余裕」ができたと喜んでいる。そのようなときには、「私たちはもっと自己を振り返る存在になれる」と考えられるようになったという。

依存症からの回復期にある他の人たちと同じように、ラッセルにとっても、超越瞑想は「自分を自分の動機や目的と結びつける」助けとなっている。「超越瞑想は私が依存症からの回復プログラムを行うのにたいへん役立っています。私は特に自分自身に対して忍耐強くなければなりません。心の静けさを見つけるために、たくさんの心理的な混乱をきれいに片づけなければなりませんから」

瞑想の最後に、断酒会の六番目の段階の言葉を考えることがある。それは、「神がこれらの性格の欠点をすべて取り除いてくださるように、私たちは完全に準備ができております」という祈りだ。ラッセルにとっては、瞑想の終わりは「古い重荷を下ろしてください」と祈るのに完璧なタイミングであるようだ。

超越瞑想の効果についてラッセルが深く考えているのは明らかだ。

超越瞑想は私の人生に物語を、現実に対する異なる見方を、与えてくれます。善《よ》いことも悪いことも、どちらも一時的なものだという認識を与えてくれます。死というような深くてむずかしいことを考える上でも助けになります。死を恐れることは必要ないのだと思います。

超越瞑想は自分を維持するための私のプログラムの一部です。私はひじょうに強い性的衝動をもっています。もし、自己管理と精神的な価値の実践がなければ、物質的なものに執着してしまうでしょう。

自分の中にチラチラとした小さな光が見えます。いつかそれが燃えあがって炎となるときには、物質的なものへの執着という呪《のろ》いが解けて、薄められた経験を受け取っているのではなく直接的に源に繋《つな》がれるのではないかと思います。私にはまだいくらかの執着がありますが、超越瞑想は私の出口になると感じています。

第四部　調和

――心、体、人間関係、社会におよぼす効果

第十一章　調和が生まれ、広がる

調和　1　部分が組み合わさって秩序的または均衡的な全体になっていること。適合性。2　感情、行動、意見、利害などの一致。　――ウェブスターの辞書

世界中が調和の力を感じることができればいいのに。

――ウォルフガング・アマデウス・モーツァルト

脳の中の調和

私自身にとっても他の多くの人たちにとっても、超越瞑想《ちょうえつめいそう》（ＴＭ）の贈り物の一つは、さまざまなレベルで物事が一緒になってうまくいくようになることだ。つまり、調和が生まれるのである。

本章ではさまざまなレベルの調和を考察してみよう。

私たちは直感的に、自分の脳は一つの統一体であると考える。もちろん、そう考えるのはいくつかの点で正しい。脳は私たちに関係する多くの事柄を処理してくれる一種の大型コンピュータ

である。

しかし他方では、脳は多数の部分の集まりだとも思われる。たとえば、左脳は分析的な働きを司っているとか、ある部分は爬虫類《はちゅうるい》的で冷血動物的な衝動を司り、ある部分は哺乳類的で温血動物的な傾向を司《つかさど》っていると、よく言われる。

私自身も、解剖室で脳を自分の両手の上にのせたときには、それを驚くべき一つの統一体として見ると同時に、いくつかの互いに繋《つな》がった、小さいが強力なコンピュータの集まりのような器官としても見たのであった。

読者の皆さんにも、いまここで考えていただきたい。いま皆さんは、大脳皮質の高度に進化したネットワークによって、つまり、脳の分析的な部分によって言葉や文章を解読しながら、この本を読んでいる。しかし、それと同時に、冷蔵庫から何かスナックを取ってきて食べたいと思うかもしれない。

あるいは、ちょっとトイレに行ってきたいと思うかもしれない。これは、皆さんの古い爬虫類的な脳が働いているのである。あるいは、昨夜の楽しい出来事を思い出したり、今夜起こるかもしれない愉快なことを考えたりするかもしれない。これは脳の報酬中枢《ほうしゅうちゅうすう》が働き出すのである。あるいは、これはあまり愉快なことではないが、目前に控えている試験を思い出すかもしれない。すると、扁桃体《へんとうたい》が警告を発しはじめる。「読書はやめて試験の準備をせよ！」

こんな具合に、皆さんの脳のさまざまな部分が、わがままな大勢の子供たちのように、それぞれが競《きそ》って自分に注意を引きつけて満足を得ようとする。こうした状況を皆さんはどうやって整理するだろうか？

想念が秩序的になり物事の優先順位がつけやすくなったと、規則的に超越瞑想をしている人たちからよく聞く。どうしてそのようになるのだろうか？　おそらく、超越瞑想のために脳波がより同調するようになるからである。このような効果は、超越瞑想を始めてから二、三ヵ月で現れる。超越瞑想中のＥＥＧ（脳波図）が音楽の和音のように互いに調和するようになるのだ。

熟練した瞑想者の場合には、ＥＥＧの高度な同調が超越瞑想後も消えずに一日中継続する。ＥＥＧの同調は高いレベルの能力に付随するから、これは望ましいことである。たとえば、ノルウェーでの調査では、高い地位にあるビジネスパーソンたちには低い地位の人たちよりも高いＥＥＧの同調が見られた。

脳の部分を協調させるのに規則的な超越瞑想が役立つもう一つの理由は、前頭前皮質が扁桃体の虚偽の警報から解放されるからである。脳の警備員が脳のＣＥＯのドアをむやみに叩き続けることがなくなる。

超越瞑想中に心が静かになっていくと、警報は次第に小さくなり、ついにはまったく鳴りやむ。それに続く素晴らしい静寂の中で、心は自由に散策して、心の最も楽しい部分と語り合うようになる。

予期しない創造的な繋がりができるかもしれない。未解決の悩みが抜け落ちていくかもしれない。探していた物が後で考えてみれば当然と考えられるような所で見つかるように、問題の解決法が簡単に見つかるかもしれない。

それから、心は超越瞑想の最も輝かしい部分を、すなわち晴朗な超越の状態を、経験するかもしれない。通常の意識状態を通過して心の内側の心へと進んでいくときには、時間と空間は止まっている。この至福に満ちた意識状態は脳のどの部分に宿っているのだろうか？　私はそれを知りたいと思う。

おそらく、多くの異なる部分がそれに関係しているのだろう。いつか科学者たちがこの問題に答える日が来るだろうが、幸運なことに、私たちはその日を待たなくても、超越の経験を楽しみその恩恵を受けることができる。

脳波と同じように、規則的な超越瞑想から得られる落ち着いた状態は超越瞑想後も持続する。本当に緊急な事態が起こらない限り、扁桃体は静かな状態を保つようになる。不安だった人たちがあまり悩まなくなる。

第四章で紹介した、友人たちがこれまでに出会った最も神経質な人と形容したビル・スティックスラドのことを思い出してほしい。超越瞑想を始めると、彼の不安はただ抜け落ちていった。彼はまた大学に戻れるようになり、神経心理学者になった。同様に、ティム・ペイジのパニック発作もおさまって、彼は家を離れてニューヨークの大学へ通えるようになった。

調和的な心はあまり腹を立てない心でもある。デヴィッド・リンチが二週間ほど超越瞑想を続けたとき、不思議に思った妻が彼に尋《たず》ねた。「何があったの？　あなたの怒りはどこへ行ったの？」

調和的な心は明晰《めいせき》な心でもある。前頭前皮質が扁桃体のむやみで過度な警報に悩まされなくなるからだ。警備員は地下室の彼の事務所にとどまっており、ＣＥＯは落ち着いて仕事ができるようになるのである。

調和は脳の中から始まるが、そこで終わるのではない。なぜなら、脳と体は密接に関係しているからだ。次に、この関係が超越瞑想によってどのように促進されるかを考察しよう。

心と体の間の調和

感情的な苦しみは、直接的に体を傷める。うつはそのよい例である。陽気な人たちに比べると、うつ病の人たちは心臓病などの病気にかかって死んでしまうことがはるかに多い。うつ以外の心理的な負担もダメージになりうる。

私は最近、アルツハイマー病と診断された母親の介護で疲れ果てた五十代の女性の相談を受けた。毎日母親の側にいて世話をできるのは、家族の中で彼女だけだった。さらに不幸なことに、その母親は病気になる前から気むずかしい人だった。扱いにくく、批判的で、感謝の気持ちが少ない人だったが、病気になってからはそれがいっそうひどくなった。

「人生の時間がこうして奪われていくのが悲しい」と言って彼女は涙ぐんだ。私は彼女を慰《なぐさ》めようとしたが、心の底では、彼女は果たして正しいのだろうかという疑問を感じた。

十九世紀の米国の著名な心理学者ウィリアム・ジェイムズは、感情の働きについて考察した。森の中でクマに出会ったとき、私たちは最初に逃げて、その後で怖いと感じるのではないかと、彼は考えた。

しかし、それはあまり正確ではない。脳の中には恐怖を察知して脳の他の部分や全身に闘争逃走シグナルを発する扁桃体のような中枢があるからだ。ただし、恐怖やトラウマやストレスに対しては心と体の両方が働くという点では、ジェイムズは正しかった。

ストレスがいつまでも続くときには、反応を起こすのに必要であった化学物質（アドレナリン、ノルアドレナリン、糖質コルチコイドなど）が長居しすぎて健康を害することがある。超越瞑想を規則的に行えば、闘争逃走反応が調節されて、血圧が下がり、心臓血管系の病気のリスクが減少し、寿命を延ばすことも可能になる。

座って超越瞑想を始めると、体への効果がすぐに感じられる。呼吸がゆっくりになっていく。それは、おそらく副交感神経系（体を落ち着かせる神経ネットワーク）の働きが優勢になることを意味する。

ああ、深い安らぎ！　超越瞑想から得られる身体への効果は人によってさまざまであるが、誰にも共通する一つの効果は筋肉の弛緩《しかん》である。座っているイスの中に体が溶けこんでいくように、あるいは、意識が他の状態に移行していくように感じられる。

心と体の間に調和があり、それは超越瞑想を終えた後も、一日中継続する。ストレスが生じたとしても、その影響は小さい。なぜなら、超越瞑想者には、否定的な感情を引きずったり増幅させたりせずに、それをあっさり受け流してしまう傾向があるからだ。

マハリシ経営大学があるアイオワ州フェアフィールドを訪問したときに、私はその町の人々がたいへんリラックスしていて人なつこいのに驚いた。中西部の小さな町の郊外にも、長く超越瞑想をしている人たちがいた。彼らはくつろいだ姿勢と、いきいきとした表情と、偏見のない広い心をもっていた。

長年にわたって毎日繰り返される人生へのこうした態度から、健康に、寿命に、人生の平素の喜びに、大きな違いが生まれたとしても、それは当然のことだろう。

次のレベルでは、調和は個人を超えて、夫婦、家族、グループへと広がっていく。

二人の間の調和、グループの中の調和

私の見たところでは、夫婦の一人が超越瞑想を習うときには、もう一人も習うのが一般的である。興味を引かれる新しい活動として超越瞑想を始める夫婦もいれば、ストレスの軽減を期待して始める夫婦もいる。一緒に超越瞑想をして、あわただしい一日の中に静かな時間を創《つく》り出すのは楽しいことだ。

一般的に、どんな夫婦でも何か楽しいことを一緒に行えば、二人の間に調和が生まれるだろう。超越瞑想の場合には、瞑想すること自体がストレスを軽減するので、いっそう調和が生まれやすい。

二人の間の不和は、本質的な不一致に基づく場合もあるかもしれないが、たいていの場合は非本質的なストレスから生じている。ストレスのために、互いに相手の言い分を聞けなくなり、イライラしたり怒りっぽくなったりして、些《さ》細《さい》なことを大きな問題にしてしまうのだ。

一緒に超越瞑想をすれば調和が生まれるというのは、容易に理解できることだ。しかし、一人

だけが超越瞑想をした場合にも効果があるとしたら、どんな効果が期待できるだろうか？　一人が超越瞑想をするだけでも家族の中に、あるいはグループの中に、調和が増すのだろうか？

　ヴィジテーション・ヴァレーのジム・ダーキー校長は、私にこんな話をしてくれた。超越瞑想プログラムを学校に導入して間もなくのこと、生徒の父親の一人に尋ねられた。「私の息子に何を教えたのですか？　最近、息子は学校から帰ってきて弟をいじめなくなりました」

　この弟は、兄たちが学校で行っている超越瞑想から間接的な恩恵を受けられたのだ。人々が超越瞑想を習ってストレスが軽減するときには、こうしたことがよく起こる。これはその一例にすぎない。他の人たちにも恩恵が及ぶのだ。

　グループの中に超越瞑想をする人の数が増えれば、当然、その効果も大きくなるだろう。たとえば、第八章と第九章で見たように、超越瞑想プログラムによって学校や刑務所の雰囲気が大きく変わった。混乱した戦いの場であった学校は、「荒海の中の静かな島」になった。

　フォルサム刑務所の受刑者たちの緊張した授業は、彼らの脅威に笑顔で応えた小柄で穏《おだ》やかなジョージ・エリスの指導で、静かで熱心な授業に変わった。さまざまな人たちからこのような話をたくさん聞いて、私は次のように結論せざるを得ない。そのグループの中の一人でも超越瞑想をすれば、どんなグループにも落ち着きと安らぎが生じる。そして、瞑想者の数が多ければ多いほど、その効果は大きくなる。

　では、社会全体についてはどうだろうか？　超越瞑想の効果は、瞑想者にじかに接していない人たちにも及ぶのであろうか？　これは超越瞑想に関する最も魅力的で最も議論の余地のある問題である。

「マハリシ効果」の検証

一九六〇年にマハリシは、もし都市人口あるいは世界人口の一パーセントが超越瞑想を行えば都市全体にあるいは世界全体に測定可能な結果が現れるだろうという仮説を立てた。この仮説は「マハリシ効果」と呼ばれている。

研究者たちは数多くの調査を行ってこれを検証した。このテーマに関する三三の査読を経た論文のすべてについて述べることは本書の範囲を超える。興味のある読者はデヴィッド・オームジョンソンのウェブサイトをご覧いただきたい（注47）。ここではそれらの調査の中から三つだけを簡単に紹介しよう。

マハリシの仮説を検証するためにマハリシ経営大学のマイケル・ディルベックらは、人口の一パーセント以上が超越瞑想を行っている米国の一二の都市における犯罪率を、超越瞑想を行っている人が少ないという点を除いて他の点では似通っている他の二四の都市における犯罪率と比較した。TM人口が多い一二の都市では、瞑想が教えられはじめてから五年間（一九七二年から一九七七年）にわたって犯罪が二二パーセント減少した。これに対して、TM人口が少ない都市では、犯罪率が二パーセント増加した。この変化は統計的に有意な変化であった。

また、一九七二年の各都市における瞑想者の割合とその後の五年間の犯罪件数との相関も統計的に有意であった。研究者らは犯罪減少の説明になる他の要因はないかと探したが何も見つけられなかった。この発見は「犯罪と正義の研究（*Journal of Crime and Justice*）」に発表された（注48）。マハリシ効果を検証するために、デヴィッド・オームジョンソンらはさらに大胆な検証を行った。一九八三年の八月と九月、イスラエルとレバノンの間に二回目の戦争が起こったときに、彼らは大勢の瞑想者たちを募集して東エルサレムのホテルに宿泊してもらった。

調査の目的は、東エルサレムで超越瞑想をしている人たちの数（六五人から二四一人に増えた）がエルサレムの生活の質（事故、火事、犯罪）、イスラエルの生活の質（犯罪、テルアビブの株式市場、ニュースの内容から分析される国民のムード）、レバノンでの戦争（戦死者の数、ニュースの内容から分析される戦争の激しさ）に影響するかどうかを知ることであった（注49）。

これらの変数のすべてが事前に選定され、それらを合成して生活の質を表す指標がつくられた。データは、調査チームとは直接関係していない一般の情報源から取られた。瞑想者数の日々の変化は、注目している変数に時間的に遅れて影響を与えるかもしれない。その可能性も考慮して、時系列分析と呼ばれる統計手法が用いられた。

研究者らは、超越瞑想の瞑想者数とイスラエルとレバノンの生活の質の改善との間に有意な関係があることを発見した。そして、わずかな割合の人たちでも規則的に超越瞑想をすれば、その周りの人たちすべてに好ましい影響を与えることができると結論した。

にわかには信じがたい結論を提出したこの論文は、通常の二倍の数の査読者たちの審査を経て権威ある「紛争解決研究（*Journal of Conflict Resolution*）」に掲載された。この論文に対しては強い批判も出されているが、それに対する活発な反論もなされている（注50）。

ヘーゲリンの「統一場」

次の調査はマハリシ効果のさらに大胆な検証である。一九九三年の六月七日から七月三十日まで約四〇〇〇人の瞑想者が首都ワシントンに集まった。グループで超越瞑想を行うことによって、期間中にこの暴力的な街の日々の犯罪件数を減らすことができるかどうかを調べるためである。

この調査でも、研究者らは上に述べたような入念な方法を用いて再び有意な結果を得た。前の調査と同様に、実験の行われた七週間にわたって暴力的な犯罪が大幅に減少したのである。犯罪はベースラインから最大で二五パーセントの減少となったが、それは調査を行った最後の週に超越瞑想の瞑想者数が最大になったときと一致していた（注51）。

もし、マハリシ効果が本当に存在するとしたら、それはどのような仕組みで作用しているのだろうか？ 考えられる一つの仕組みは、社会的なネットワークによるものである。たとえば、肥満、喫煙、幸福感は社会的なネットワークの中で伝染するということが最近よく言われている。もし、それが本当なら、落ち着いた非暴力的な傾向も同様にして伝染するのかもしれない。

しかし、超越瞑想の研究者たちは現代物理学に基づく、もっと複雑な説明の仕方を好むようである。彼らの仮説によると、超越の状態を経験しているときには、脳が宇宙をつくっている最も微小な粒子の「統一場《とういつば》」と相互作用する。そして、そうした場の効果が、他の人たちの脳に影響を与えるというのである。

この理論によると、超越瞑想者の数が増えるほど効果が大きくなる。さらに、他の場の効果と同様に、超越瞑想者の近くにいる人たちは遠くにいる人たちよりも大きな影響を受ける。

研究者らは、全世界に影響を及ぼすのに必要な上級瞑想者たちの数はわずか世界人口の一パーセントの平方根であるという仮説を立てた。マハリシ経営大学のチームはこの理論に基づいて、インドに八〇〇〇人の瞑想者を収容する施設をつくるというプロジェクトを進めている。

米国の超越瞑想団体の指導者ジョン・ヘーゲリンはハーヴァード大学で博士号を取得した理論物理学者であり、原子を構成する粒子がもつスピンなどのさまざまな性質について、また、ひも理論や微粒子からなる宇宙の非常に複雑な構造について、雄弁に語ることができる。これらの力や粒子はすべてが一緒になって一つの「統一場」を形成している。

私はこれらの問題についてヘーゲリンから個人レッスンを受けるという栄誉に浴したのであるが、ここでその内容を再現しようとは思わない。詳しく述べようとすれば、もう一冊、本ができるだろう。だから、ここでは簡単に要点だけを述べよう。

ヘーゲリンの考えによると、超越瞑想者の心は超越しているときに「統一場」と相互作用する。物理学の統一場と意識の統一場との間には質的にも量的にも深遠な対応があり、実際に、それらは同じものであるように思われると、彼は言う。

私はこうした考えの根拠となっている論理を完全には理解できない。しかし、ハムレットの台詞《せりふ》ではないが、天と地の間には私の哲学では思いもよらないことがたくさんあることは認めたいと思う。この問題についてもっと詳しく知りたいと思う読者は、ヘーゲリンのウェブサイトをご覧になっていただきたい（注52）。

私の好奇心と驚嘆は続く

このように超越瞑想は多くのレベルに調和をもたらす。私たち自身の心の中に、心と体の間に、私たちと私たちが愛する人たちの間に、グループの中に、社会の中に、そしておそらく全世界に。私たちはまだすべてを理解しているわけではない。しかし、それは問題ではないだろう。知識とは絶えず進化しており、私が若いときに想像したような変化しない格言集のようなものではないからだ。

私は超越瞑想を続けている。そして、そのおかげで、一日に二回、またその間にも、喜びと超越を味わい続けている。特にこの一年間は、さまざまな生き方をしている多くの瞑想者に会ってその話を聴《き》くという旅を楽しむことができた。患者たち、友人たち、同僚たち、超越瞑想に関する研究を長い間続けてきた科学者たち、依存症だった人たち、さまざまな障害で苦しんでいた人たち、アーティスト、映画スター、映画監督、ビジネスで大成功した人たち、こうした人たちに会うことができて、どの人からも多くを学べたことを私はありがたく思っている。

超越瞑想に関する研究が精力的かつ広範囲に行われてきたことに、また、超越瞑想のもつ癒《いや》しと変容の可能性に、私は驚嘆している。

おそらく、私の好奇心と驚嘆のいくらかは読者にも感染しただろう。何よりも、私は自分の旅を読者の皆さんと共有することを楽しんできた。その喜びと興奮をいくらかでも皆さんに伝えられたことを期待する。

訳者あとがき

本書は米国の著名な精神科医ノーマン・ローゼンタール博士による『*Transcendence: Healing and Transformation through Transcendental Meditation*（超越――超越瞑想による癒しと変容）』の翻訳である。

超越瞑想（ＴＭ）とは、序章で述べられているように、インドの聖人マハリシ・マヘーシュ・ヨーギーが現代の世界に紹介した簡単な心のテクニックである。これを毎日規則的に行えば、ストレスが減少して、個人の人生の質が向上するだけでなく、暴力、犯罪、国家間の紛争など、社会のさまざまな問題までも改善すると言われている。

簡単な瞑想でそんな広範囲な効果が得られるというのは、いかにも「うますぎる話」のように聞こえる。しかし、著者は自らも瞑想し、患者たちや他の多くの瞑想者の話を聞き、多くの研究論文に目を通すことによって、「ここではかなり特別なことが起こっている」との結論に至った。読者は本書を通して、長い時間をかけてこの結論に達したという著者の旅を追体験する。

著者は精神科医であるから、当然のことながら、超越瞑想の幅広い効果の中の精神面に多くのページが当てられている。第四章から第七章で扱われる不安、怒り、ＰＴＳＤ、ＡＤＨＤ、うつ、依存症などの問題は、程度の差はあっても、誰でも多少は経験するものである。

これらの困難な問題に苦しみそれを克服した人たちの体験談には、「正常な」読者にも共感できる部分が少なからずあるだろう。本書の中のいくつかの話はたいへん感動的だと訳者は思ったが、読者はどうお感じになっただろうか。

第八章では学校における、第九章では刑務所における、超越瞑想の利用が紹介されている。サンフランシスコの中学校に導入された「静かな時間」は、瞑想を強制しない自由なプログラムである。瞑想をしない生徒は、読書をしてもよいし寝ていてもよい。

このような方法で暴力やいじめが減って成績も向上したというのだから、日本でも同じような結果が得られるか、意欲的な学校に試してもらいたいと思う。

いくら科学的調査で効果が証明されていても、実際に瞑想を始めるかどうかとなると、さまざまな疑問が浮かんできたりして、迷う人も多い。そうした最初の障害を少しでも取り除くために、以下に簡単な説明を加えよう。

そもそも「瞑想」という言葉が、誤解を招きやすいかもしれない。この言葉を聞くと、たいていの人は何らかの努力を伴う方法を思い浮かべるだろう。心を何か特定の対象に固定しようとする方法、何かむずかしいテーマについて考え続ける方法、心に浮かぶさまざまな思いを観察する方法など、他の瞑想法に結びつけて超越瞑想を理解しようとすると誤解しやすい。

超越瞑想には心を制御《せいぎょ》しようとする努力はまったく含まれないから、むしろ瞑想の一種だとは思わないで、「超越瞑想という独特な心のテクニック」と受け止めたほうが先入観なしに理解できるかもしれない。

次に、「そんなに簡単で世の中のためになる方法ならば、どうして本やインターネットでその方法を公開しないのか」という疑問がある。もっともな疑問であるが、そうすることのできない理由がある。この瞑想は非常に簡単であると同時に非常にデリケートな方法であるから、これを各自で勝手に学べるようにしたら、おそらく多くの人はそこに努力や工夫を加えて、それを自己流に変えてしまうだろう。

超越瞑想の効果は、その方法の自然な単純さの中にある。それを少しでも歪《ゆが》めてしまうと、それはもはや超越瞑想とは異なる別のテクニックになり、期待される効果は得られなくなる。正しい瞑想の仕方を学ぶには、やはりいま行われているように、教師と会って直接に指導を受けることが必要なのである。

「超越瞑想は宗教ではないか」というのもよくある疑問である。マハリシはインド出身の僧侶であるから、そう考える人がいても不思議ではない。

あるときマハリシは、超越瞑想を電気掃除機に譬《たと》えてこの疑問に答えた。部屋の中で何かを始めようと思ったら、その部屋はよく片づいていなければならない。同様に、私たちが何かをしようとするときには、頭の中がすっきりしていなくてはならない。超越瞑想は頭の中を掃除するための道具だというのである。

きれいになった部屋をどのように使うかは、まったくその人の自由だ。もちろんそこを祈りの場にしてもよいが、アトリエ、書斎、実験室、ダンスのスタジオ、その他、何にしてもかまわない。というわけで、超越瞑想は宗教ではない。実際に、超越瞑想をしている人の中には、無宗教の人も含めて、キリスト教、仏教、イスラム教など、さまざまな宗教の人がいる。

次に、超越瞑想は新しいものか、古いものか、古いものとすればその起源を知りたいと思う、好奇心の旺盛《おうせい》な人もいるかもしれない。

マハリシはその著書『*Bhagavad‐Gita: A New Translation and Commentary with Sanskrit Text*』(日本語訳は『超越瞑想と悟り』読売新聞社)のはじめに、完全な人生に関する教えの衰退と復活の歴史について書いている。それによると、仏陀(釈尊)も超越瞑想と同じような、自動的に超越に至る瞑想を教えたという。

しかし、その技術が人から人へと伝えられていくうちに次第に歪んでいって、その効力が失われ、やがて人々から忘れられた。仏陀の教えはその中身が失われて、その外側にあった言葉だけが残った。そして、その言葉さえも誤って解釈されるようになったときに、今度はシャンカラが現れて再び完全な悟りのための教えを復活させたという。

シャンカラはその教えができるだけ長く純粋なままに伝えられていくようにと、インドの東西南北に四つの教えの拠点を設《もう》けた。マハリシが「超越瞑想」として現代の世界に紹介したこの瞑想を学んだのは、他でもない、このシャンカラの伝統を継承する北のシャンカラーチャーリヤの座におられたスワミ・ブラーマナンダ・サラスワティ大師からであった。

マハリシは、シャンカラがしたのと同じように、この瞑想のテクニックが完全な形で純粋なままに伝えられていくように、世界中に超越瞑想のセンターをつくった。日本においては、「一般社団法人マハリシ総合教育研究所」がその役割を担っている。

このように説明してくると、また誤解を招きそうであるから、ここでもう一度、繰り返さなくてはならない。超越瞑想は思想でも宗教でもない。超越瞑想はその歴史的背景とはまったく切り離されて、単なる心のテクニックとして教えられている。

人間の意識の成長と進化は、正しい瞑想法によって「超越」の体験を繰り返すことによって可能になるのであって、思想を学ぶことによって可能になるのではないからだ。

マハリシ総合教育研究所のサイト（http://www.tm-meisou.org）には、本書の中で紹介されている米国の国立衛生研究所や医師会などの研究誌で発表された論文（英語）が掲載されている。また、本書の中で紹介された有名無名の瞑想者たちにも、このサイトの動画で会うことができる。瞑想の体験談を語った人たちが実際にどんな人たちかを映像で見るのはたいへん興味深いことと思う。

しかし、超越瞑想のことを知りたいならば、最寄りのＴＭセンターの無料の説明会に行ってみるのがいちばん手っ取り早い。教師から直接、説明を聞くことができるし、あれこれ質問して疑問に答えてもらうこともできる。

説明を聞いた後ですぐに受講を申しこむこともできるが、決めずに帰ってきてもかまわない。しつこい勧誘を受けることは一切ないから安心してよい。後日、本当に始めたくなったときには、自分からまたセンターに連絡すればよい。

「超越」は過去の賢者たちによってさまざまな名前で呼ばれた。マハリシもそれをさまざまな名前で呼んだ。「存在」、「純粋意識」「純粋知性」、「自然法の統一場」。何人かの瞑想者たちはそれを「自分の中心」と表現した。

著者のローゼンタール博士は、私たちの内側にあって人生を変える大きな力をもつこの「超越」を発見して、その驚きと感動を読者に伝えようとしたのだが、果たして読者はどう受け止められたであろうか。

原田《はらだ》稔久《としひさ》

program on preventing violent crime in Washington, D.C.: Results of the national demonstration project, June–July 1993. *Social Indicators Research*, 47: 153–201, 1999.

52 http://www.mum.edu/m_effect/hagelin/index.html.

39 Rainforth MV, et al. Effects of the Transcendental Meditation program on recidivism among former inmates of Folsom Prison: Survival analysis of 15-year follow-up data. *Journal of Offender Rehabilitation*, 36: 181–204, 2003.
40 Alexander CN, et al. Walpole study of the Transcendental Meditation program in maximum security prisoners III: Reduced recidivism. *Journal of Offender Rehabilitation*, 36: 161–80, 2003.
41 Anklesaria F, King M. The Transcendental Meditation program in the Senegalese Penitentiary System. *Journal of Offender Rehabilitation*, 36: 303–18, 2003.
42 Murray DM. A powerful cure? Transcendental Meditation can offer peaceful road to rehabilitation. *Corrections Today*, 53（7）: December 1991.
43 Ramirez J. The Transcendental Meditation program as a possible treatment modality for drug offenders: Evaluation of a pilot project at a Milan Federal Correctional Institution. In R. A. Chalmers et al., eds. *Scientific Research on Maharishi's Transcendental Meditation and TM-Sidhi Program: Collected Papers*, vol.2（Vlodrop, The Netherlands: Maharishi University Press, 1989）, 1118–34.
44 Ballou D. The Transcendental Meditation program at Stillwater Prison. In D. W. Orme-Johnson and J. T. Farrow, eds. *Scientific Research on the Transcendental Meditation Program: Collected Papers*, vol. 1（Rheinweiler, Germany: Maharishi European Research University, 1977）, 713–18.
45 Himelstein S. Meditation Research: The state of the art in correctional settings. *International Journal of Offender Therapy and Comparative Criminology*, in press, 2010.
46 Ellis GA, Corum P. Removing the motivator: A holistic solution to substance abuse. In D.F.O'Connell and C.N.Alexander, eds. *Self Recovery: Treating Addictions Using Transcendental Meditation and Maharishi Ayur-Veda*（New York: Harrington Park Press, 1994）, 274–80.

第十一章

47 http://www.TruthAboutTM.org/truth/Home/AboutDavidOrme-Johnson/ConsciousnessandConflictResolution/index.cfm.
48 Dillbeck MC, et al. The Transcendental Meditation program and crime rate change in a sample of forty-eight cities. *Journal of Crime and Justice*, 4: 25–45, 1981.
49 Orme-Johnson D, et al. International peace project in the Middle East: The effects of the Maharishi technology of the unified field. *Journal of Conflict Resolution*, 32（4）: 776–812, 1988.
50 Fales E, Markovsky B. Evaluating heterodox theories. *Social Forces*, 76: 511–25, 1997. See also website of David Orme-Johnson.
51 Hagelin JS, et al. Effects of group practice of the Transcendental Meditation

27 Nidich SI. Reduced symptoms of depression in older minority subjects at risk for cardiovascular disease: Randomized controlled mind-body intervention trials. Presented at the 31st Meeting of the Society of Behavioral Medicine, Seattle, Washington, April 9, 2010.

28 Nidich SI, et al. A randomized controlled trial on effects of the Transcendental Meditation program on blood pressure, psychological distress, and coping in young adults. *American Journal of Hypertension*, 22（12）: 1326–31, December 2009.

29 Sheppard WD, et al. The effects of a stress management program in a high security government agency. *Anxiety, Stress and Coping*, 10: 341–50, 1997.

30 Jayadevappa R, et al. Effectiveness of Transcendental Meditation on functional capacity and quality of life of African Americans with congestive heart failure: A randomized controlled study. *Ethnicity and Disease*, 17: 72–77, Winter 2007.

第七章

31 Alexander C, et al. "Treating and Preventing Alcohol, Nicotine, and Drug Abuse Through Transcendental Meditation: A Review and Statistical Meta-Analysis," in O'Connell D and Alexander C, eds. *Self Recovery: Treating Addictions Using Transcendental Meditation and Maharishi Ayur-Veda*（New York: Harrington Park Press, 1994）.

32 Geisler M. Therapeutische wirkungen der Transcendentalen meditation auf drogenkonsumenten（Therapeutic effects of Transcendental Meditation in drug abusers）. *Zeitschrift fur Klinische Psychologie*, 7: 235–55, 1978.

33 Royer A. The role of Transcendental Meditation technique in promoting smoking cessation: A longitudinal study. *Alcoholism Treatment Quarterly*, 1995.

34 Taub E, Steiner SS, Smith RB, Weingarten E, Walton KG. Effectiveness of broad spectrum approaches to relapse prevention: A long-term, randomized, controlled trial comparing Transcendental Meditation muscle relaxation and electronic neurotherapy in severe alcoholism. *Alcoholism Treatment Quarterly*, 1995.

第八章

35 Rosaen C, Benn R. The experience of Transcendental Meditation in middle school students: A qualitative report. *Explore*, 2（5）: September/October 2006.

36 So K-T, Orme-Johnson D. Three randomized experiments on the longitudinal effects of the Transcendental Meditation technique on cognition. *Intelligence*, 29: 419–40, 2001.

第九章

37 Alexander et al., eds., *Transcendental Meditation in Criminal Rehabilitation and Crime Prevention*（New York: Haworth Press, 2003）, 53–64.

38 Bleick CR, Abrams AI. The Transcendental Meditation program and criminal recidivism in California. *Journal of Criminal Justice*, 15: 211–30, 1987.

pressure: A systematic review and meta-analysis. *Current Hypertension Reports*, 9: 520–28, 2007.

14 Castillo-Richmond A, et al. Effects of stress reduction on carotid atherosclerosis in hypertensive African Americans. *Stroke*, 31: 568–73, 2000.

15 Schneider RH, et al. A controlled trial of effects of stress reduction on left ventricular mass in hypertensive African Americans.2006年10月に福岡で開催された第21回国際高血圧学会で発表。

16 Paul-Labrador M, et al. Effects of a randomized controlled trial of transcendental meditation on components of the metabolic syndrome in subjects with coronary heart disease. *Archives of Internal Medicine*, 166: 1218–24, 2006.

17 Schneider RH, et al. Long-term effects of stress reduction on mortality in persons ≥ 55 years of age with systemic hypertension. *American Journal of Cardiology*, 95: 1060–64, 2005.

18 Schneider R, et al. Effects of stress reduction on clinical events in African Americans with coronary heart disease: A randomized controlled trial. *Circulation*, 12: S461, 2009.

19 Nidich SI, et al. A randomized controlled trial of the effects of transcendental meditation on quality of life in older breast cancer patients. *Integrative Cancer Therapies*, (3) : 228–34, September 8, 2009.

20 Orme-Johnson D. Medical care utilization and the Transcendental Meditation Program. *Psychosomatic Medicine*, 49 (1) : 493–507, 1987.

21 Herron RE, Hills SL. The impact of the Transcendental Meditation program on government payments to physicians in Quebec: An update. *American Journal of Health Promotion*, 14 (5) : 284–91, 2000.

第四章

22 Rosenthal JZ. Effects of Transcendental Meditation in veterans of Operation Enduring Freedom and Operation Iraqi Freedom with post-traumatic stress disorder (PTSD) : A pilot study. *Military Medicine*, in press.

23 Brooks JS, Scarano T. Transcendental Meditation in the treatment of post-Vietnam adjustment. *Journal of Counseling and Development*, 64: 212–15, November 1985.

24 Eppley KR, et al. Differential effects of relaxation techniques on trait anxiety: A meta-analysis. *Journal of Clinical Psychology*, 45 (6) : 957–73, 1989.

第五章

25 Grosswald SJ, et al. Use of the Transcendental Meditation technique to reduce symptoms of attention deficit hyperactivity disorder (ADHD) by reducing stress and anxiety: An exploratory study. *Current Issues in Education*, 10 (2) : 2008.

第六章

26 http://www.youtube.com/watch?v=bxvwmL7ns24.

●注

序章

1 Rosenthal NE. *Winter Blues*（New York: Guilford Publications, 2006）『季節性うつ病』（講談社現代新書、太田龍朗訳、1992）

第一章

2 http://www.truthabouttm.org/truth/TMResearch/TMResearchPublications/PublishedResearch/index.cfm.

3 Travis F, Shear J. Focused attention, open monitoring and automatic self-transcending: Categories to organize meditation from Vedic, Buddhist and Chinese traditions. *Consciousness and Cognition*, 2010, in press.

4 Travis F, et al. Psychological and physiological characteristics of a proposed object-referral/self-referral continuum of self-awareness. *Consciousness and Cognition*, 13: 401–20, 2004. And Travis F, et al. A self-referential default brain state: Patterns of coherence, power and eLORETA sources during eyes-closed rest and Transcendental Meditation practice. *Cognitive Processing*, 11（1）: 21–30, 2010.

5 Travis F, et al. Patterns of EEG coherence, power, and contingent negative variation characterize the integration of transcendental and waking states. *Biological Psychiatry*, 61: 293–319, 2002. 及び http://www.truthabouttm.org/truth/Home/AboutDavidOrme-Johnson/index.cfm.

第二章

6 Jevning R, et al. Plasma prolactin and growth hormone during meditation. *Psychosomatic Medicine*, 40（4）: 329–33, 1978.

7 Orme-Johnson DW. EEG coherence during transcendental consciousness. *Electroencephalography and Clinical Neurophysiology*, 43（4）: E 487, 1977.

8 Travis F, et al. Patterns of EEG coherence, power, and contingent negative variation characterize the integration of transcendental and waking states. *Biological Psychiatry*, 61: 293319, 2002.

第三章

9 Battle at Kruger, http://www.youtube.com/watch?v=LU8DDYz68kM.

10 Barnes VA, et al. Impact of transcendental meditation on ambulatory blood pressure in African-American adolescents. *American Journal of Hypertension*, 17（4）: 366–69, April 2004.

11 Barnes VA. Impact of stress reduction on negative school behavior in adolescents. *Health and Quality of Life Outcomes*, 1（10）: 1–7, 2003.

12 Anderson JW, et al. Blood pressure response to transcendental meditation: A meta-analysis. *American Journal of Hypertension*, 21: 310–16, 2008.

13 Rainforth MV, et al. Stress reduction programs in patients with elevated blood

Beジャパン株式会社　京都市下京区室町通綾小路上る鶏鉾町480オフィスワン四条烏丸ビル2F
☎075-468-3123　ykawai@be-japan.jp　http://www.be-japan.jp

【マハリシ・アーユルヴェーダ関連施設】
◆ザ・ラージ・ジャパン　那須塩原市木綿畑2263－3 ヴェーダの森那須
☎0287-68-7111　info@ved-nasu.com
◆マハリシ・アーユルヴェーダ関連商品
マハリシ・グローバル・トレーディング・ワールド・ピース株式会社
http://m-veda.jp
◆マハリシ南青山プライムクリニック　東京都港区南青山1－15－2
☎03-5414-7555　http://www.hoyurishikai.com/

☎ 011-814-2320　　sapporo@maharishi.or.jp

◆札　幌　　札幌市手稲区前田１条９－５－10

☎ 011-682-0815　　teine@maharishi.or.jp

◆名古屋栄　名古屋市中区上前津２－５－７エスポア上前津201

☎ 052-321-6623　　sakae@maharishi.or.jp

◆広　島　　広島市中区本川町２－１－９川本ビル4F

☎ 082-503-4866　　hiroshima@maharishi.or.jp

◆徳　島　　徳島市南矢三町３－６－47

☎ 088-624-9914　　tokushima@maharishi.or.jp

◆福　岡　　福岡市中央区大手門２－８－18　大手門ハウス1001

☎ 092-741-3134　　fukuoka@maharishi.or.jp

◆長　崎　　諫早市飯盛町開1233－21

☎ 092-741-3134（福岡センター）nagasaki@maharishi.or.jp

◆鹿児島　　姶良郡蒲生町上久徳312－１

☎ 092-741-3134（福岡センター）kagoshima@maharishi.or.jp

◆沖　縄　　浦添市屋富祖２－９－15

☎ 098-874-2546　　okinawa@maharishi.or.jp

【定期出張地域（担当センター連絡先）】

茨城県つくば市（大阪センター tsukuba@maharishi.or.jp）／石川県金沢市・富山県富山市（滋賀オフィス shiga@maharishi.or.jp）／京都府下・奈良県・福井県（京都センター kyoto@maharishi.or.jp）／島根県松江市・東出雲町・鳥取市・岡山市・広島県福山市・愛媛県松山市・高知市（広島センター hiroshima@maharishi.or.jp）

※センターのない地域でも、人数がある程度まとまれば出張コースも開催いたします。お気軽にお問い合せください。

■マハリシ国際グループ　日本本部事務局

一般社団法人マハリシ総合教育研究所　栃木県那須塩原市木綿畑2263－３

☎ 0287-68-1103　　info@maharishi.or.jp　　http://www.maharishi.or.jp

■マハリシ国際グループ　法人事業本部

マハリシ総合教育研究所・全国のTMセンター
マハリシ・グループのご案内

お問い合わせはマハリシ・コールセンターへ【通話無料】
☎ 0800-8004996（受付時間　金～火曜日　9：00 ～ 17：00　水・木曜日お休み）
e-mail：callcenter@maharishi.or.jp

超越瞑想公式サイト：http://tm-meisou.org/
TMの最新ニュース：http://tm-meisou.org/blog

【関東】

◆麹　町　千代田区麹町2－10－10　パレスサイドステージホームズ麹町302
☎ 03-6272-9992　kojimachi@maharishi.or.jp

◆渋　谷　渋谷区渋谷3－6－4　プライア渋谷705
☎ 03-6427-3325　shibuya@maharishi.or.jp

◆東久留米　東久留米市浅間町3－12－4－G114
☎ 042-421-0276　higashi-kurume@maharishi.or.jp

◆栃　木　那須塩原市木綿畑2263－3　ヴェーダの森那須
☎ 0287-68-7111　info@ved-nasu.com

◆群　馬　邑楽郡千代田町赤岩2885－8
☎ 0276-86-9888　gunma@maharishi.or.jp

【関西】

◆大　阪　大阪市中央区南船場4－10－4　グランドシーズ心斎橋Ⅲ 902
☎ 06-6243-1540　osaka@maharishi.or.jp

◆京　都　京都市下京区室町通綾小路上る鶏鉾町480　オフィスワン四条烏丸ビル
☎ 075-462-7044　kyoto@maharishi.or.jp

◆京　都　京都市伏見区醍醐御陵東裏町56 スプリングコート205
☎ 075-950-2464　cdp.kansai@maharishi.or.jp

◆滋　賀　近江八幡市宮内町172－7
☎ 0748-26-2794　shiga@maharishi.or.jp

【その他の地域】

◆札　幌　札幌市豊平区平岸三条3－2－9 アムリタ2F

著者略歴
医学博士。精神科医。ジョージタウン医科大学教授。ワシントンDCで三十年以上、開業。国立精神衛生研究所にフェロー、研究員、上席研究員として二十年以上勤務。同研究所で、季節性情動障害（SAD）を発見しその治療法を開発。うつ病治療への貢献が評価され「アンナ・モニカ財団賞」を受賞。「米国のベストドクター」の一人に数えられる。「米国消費者研究委員会」の「米国のトップ精神科医のガイド」にも紹介されている。百以上の学術論文があり、一般向けにも、『季節性うつ病』（講談社現代新書）、『The Emotional Revolution』などの著書がある。

訳者略歴
一九五一年、岐阜県生まれ。東京大学工学部卒業。一九七六年に超越瞑想を学ぶ。測量設計会社勤務、公立高校教員を経て、マハリシ・ヨーロッパ研究大学超越瞑想教師養成コース修了。超越瞑想教師。翻訳家。訳書に『超越瞑想』（共訳、マハリシ出版）、『超越瞑想と悟り』（読売新聞社）、『マハリシが悟りの時代を告げる』（マハリシ総合研究所）、『聖なる意識の目ざめ』（青村出版社）などがある。

超越瞑想《ちょうえつめいそう》　癒《いや》しと変容《へんよう》
――精神《せいしん》科医《かい》が驚《おどろ》いた効果《こうか》と回復《かいふく》

二〇一三年六月九日　第一刷発行

著者　ノーマン・ローゼンタール
訳者　原田《はらだ》稔久《としひさ》
発行者　古屋信吾
発行所　株式会社さくら舎　http://www.sakurasha.com
東京都千代田区富士見一-二-一一　〒一〇二-〇〇七一
電話　営業　〇三-五二一一-六五三三　FAX　〇三-五二一一-六四八一
編集　〇三-五二一一-六四八〇
振替　〇〇一九〇-八-四〇二〇六〇

装丁　石間　淳
装画　提供：田中芳樹／アフロ
印刷・製本　中央精版印刷株式会社

ISBN978-4-906732-44-9